New Work: Zwischen Leistungsdenken und Work-Life-Balance

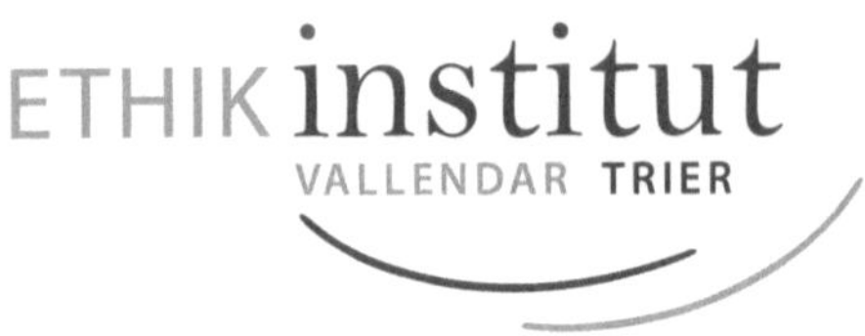

Ethische Herausforderungen in Medizin und Pflege
Band 12

Ingo Proft / Franziskus von Heereman (Hg.)

New Work: Zwischen Leistungsdenken und Work-Life-Balance

Chancen und Risiken für das Sozial- und Gesundheitswesen

Matthias Grünewald Verlag

VERLAGSGRUPPE PATMOS

PATMOS
ESCHBACH
GRÜNEWALD
THORBECKE
SCHWABEN
VER SACRUM

Die Verlagsgruppe
mit Sinn für das Leben

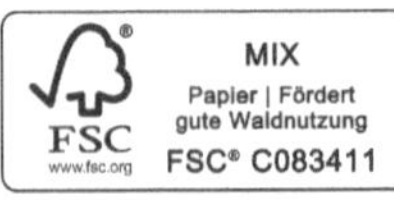

Die Verlagsgruppe Patmos ist sich ihrer Verantwortung gegenüber unserer Umwelt bewusst. Wir folgen dem Prinzip der Nachhaltigkeit und streben den Einklang von wirtschaftlicher Entwicklung, sozialer Sicherheit und Erhaltung unserer natürlichen Lebensgrundlagen an. Näheres zur Nachhaltigkeitsstrategie der Verlagsgruppe Patmos auf unserer Website www.verlagsgruppe-patmos.de/nachhaltig-gut-leben

Bibliografische Information der Deutschen Nationalbibliothek
Die Deutsche Nationalbibliothek verzeichnet diese Publikation in der Deutschen Nationalbibliografie; detaillierte bibliografische Daten sind im Internet über http://dnb.d-nb.de abrufbar.

Verlagsgruppe Patmos in der Schwabenverlag AG, Senefelderstr. 12, 73760 Ostfildern
kundenservice@verlagsgruppe-patmos.de
www.gruenewaldverlag.de

Umschlaggestaltung: Finken & Bumiller, Stuttgart
Umschlagabbildung: © Usman Yousaf / unsplash.com
Gestaltung, Satz und Repro: Schwabenverlag AG, Ostfildern
Druck: CPI books GmbH, Leck
Hergestellt in Deutschland
ISBN 978-3-7867-3366-9

Inhalt

Einleitung

Der moderne Arbeitsmarkt ist heftig umkämpft. Dies gilt nicht nur für qualifizierte Berufe in der Industrie und Tech-Branche, sondern gerade auch für das in den letzten Jahren von vielen Krisen und Herausforderungen geschüttelte Gesundheits- und Sozialsystem.

Nach immer neuen Krankenhausreformgesetzen, Verhandlungen über Pflegebudgets und DRG's mit Case Mix Berechnungen haben spätestens nach der Coronakrise viele Mitarbeitende dem Gesundheitssystem den Rücken zugewendet infolge von Burnout und mangelnder wirtschaftlicher und sozialer Wertschätzung. Daher erweisen sich Mitarbeiterbindung, die Bereitschaft zu einer Vollzeitstelle und nicht zuletzt die Gewinnung und Ausbildung neuer Mitarbeitender für viele Unternehmen als schwierig. Lösungsansätze wie eine generalistische Pflegeausbildung und wachsende Zahlen von Arbeitnehmerüberlassungen helfen allenfalls kurzfristig Lücken in der Personaldecke zu schließen – oftmals auf Kosten einer mittelfristigen Unternehmensstrategie.

Es scheint, als wäre der Arbeitsmarkt insgesamt in einem (neuen) Ungleichgewicht angekommen, nachdem auf einen lange Jahrzehnte dominierenden Arbeitgebermarkt nun ein Arbeitnehmermarkt folgt, dessen Spielregeln noch ausgehandelt werden. Eine besondere Herausforderung stellt insbesondere das gelingende Miteinander der unterschiedlichen Generationen X,Y,Z dar. Diese werden nicht selten mit Stereotypen wie „Arbeit als Lebensinhalt", „karriereorientiert" oder „kaum belastbar" bedacht – die Wirklichkeit ist jedoch komplexer. Weder stellt eine Gruppe an Mitarbeitenden eine homogene Masse dar, noch kann ein System daran interessiert sein, die spezifischen Kompetenzen und die Motivation des Mitarbeitenden auf allgemeine, kaum objektivierbare Benchmarks zu reduzieren. Will eine Organisation wie ein Krankenhaus, eine Altenpflegeeinrichtung oder auch eine Einrichtung der Sozialen Teilhabe gezielt Menschen unterschiedlichen Alters als Mitarbeitende gewinnen und diese auf lange Zeit binden, so muss sie verstehen, was diese Menschen bewegt. Der Ansatz eines Human-Resource-Managements greift dort zu kurz, wo Mitarbeitende nur im Sinne der möglichst passgenauen Ausgestaltung von Planstellen bewertet werden. Es braucht vielmehr eine grundlegende Offenheit für die Dimension des Menschen als Arbeitnehmer in der Vielfalt seiner persönlichen, sozialen und weltanschaulichen Bezüge, um als Unternehmen einen echten Zugang zu den primären Stakeholdern zu erhalten – den Mitarbeitenden!

Dieser Aufgabe nimmt sich die vorliegende Publikation in vier Abschnitten an. In einem ersten Schritt werden im vermeintlichen „clash of generations" (Kapitel I) grundlegende anthropologische Inhalte vorgestellt, die in das Thema einführen. Dort finden Überlegungen zum Verhältnis von Work-Life-Balance und sozialer Teilhabe ebenso Berücksichtigung wie die Frage nach der Professionalität in Beziehung von Selbst- und Nächstenliebe.

Die Arbeitswelt im Wandel – Arbeitgeberperspektive (Kapitel II) nimmt sich Fragen des Leistungsdrucks und des Suchens nach neuen Arbeitsformen an und geht zudem der Frage nach, wie Tradition und Innovation zusammenfinden.

Komplementär wird diesen Überlegungen eine Arbeitnehmerperspektive (Kapitel III) zur Seite gestellt, die Erfahrungen aus der Coronakrise für die intergenerationale Zusammenarbeit im Handlungsfeld eines großen konfessionellen Trägers reflektiert. Dazu gesellen sich z. T. sehr persönliche Stimmen junger Arbeitnehmer im Sinne eines Anforderungsprofils: Was macht einen (konfessionellen) Arbeitgeber im Sozial- und Gesundheitswesen attraktiv?

Den Abschluss bildet ein Blick über den Tellerrand (Kapitel IV), der neben Impulsen für ein gelingendes Miteinander zwischen den Generationen auch noch einmal die Perspektive weitet und die Frage nach den Herausforderungen heutiger Familienpolitik sowie einer insgesamt religiösen Verhältnisbestimmung von Arbeit und Freizeit behandelt.

Die vorliegenden Beiträge greifen u. a. Inhalte einer Ringvorlesung 2023 an der Vinzenz-Pallotti University, Vallendar auf. Sie bringen Gesprächspartner aus Praxis, Lehre und Forschung zusammen, die ihre Erfahrungen im Umbruch der Arbeitswelt diskutieren. Die Publikation will für aktuelle und zukünftige Herausforderungen sensibilisieren und zugleich nach Perspektiven suchen, die besonders Sozial- und Gesundheitseinrichtungen mit ihrem vielfältigen Aufgabenspektrum Hilfestellungen für die Personalplanung sowie gegenwärtigen wie zukünftigen Mitarbeitenden ein attraktives und sinnstiftendes Arbeitsumfeld bietet.

Die Herausgeber

I. Wind of change oder clash of generations – anthropologische Perspektiven

Arbeit zwischen Work-Life-Balance und sozialer Teilhabe[1]

Impulse zu einer Theologie der Arbeit

Ingo Proft

Arbeit um der Arbeit willen
ist gegen die menschliche Natur.
John Locke

Einleitung

„Work-Life-balance! Sabbaticals! Höhere Gehälter! Mehr Workation! Vier statt fünf Arbeitstage pro Woche!"[2] so titeln Kolumnen in der Suche nach dem richtigen Verhältnis von Arbeitszeit und Freizeit, von gerechtem Lohn und sozialer Teilhabe, die Arbeit als soziales Gut wie als gesamtgesellschaftliche Leistung solidarisch verteilt. Die grundsätzliche Verfügbarkeit und der persönliche Zugang zur Arbeit wird zunehmend zu einer Frage der sozialgesellschaftlichen Teilhabe, die keineswegs ausschließlich durch den demografischen Wandel, den Lastenausgleich im Bereich der Sozialversicherung, in der Sorge um sichere Renten und eine bezahlbare Kranken- und Pflegeversicherung, geprägt ist. Qualifizierte Arbeitsplätze und qualifizierte Mitarbeiter folgen in den wenigsten Fällen marktförmigen Entwicklungen von Angebot und Nachfrage, wobei dem Arbeitnehmer im Wesentlichen nur ein bloß reaktives Moment zukäme. Fachkräftemangel, eine fortschreitende Technisierung und die Transformation etablierter Berufe sind vielmehr Herausforderungen, die sich in den seltensten Fällen allein monokausal über längere Lebensarbeitszeiten, Quereinsteiger oder ein Anheben des Lohnniveaus kompensieren lassen.[3] Unlängst ist daraus eine asynchrone Bewegung erwachsen, ein Ringen um attraktive Arbeitsplätze einerseits wie um pas-

[1] Erweiterte Fassung des Beitrags: Proft, Ingo, Impulse einer Theologie der Arbeit, in: TThZ 132 (2023), 269–301.

[2] https://www.welt.de/debatte/kommentare/article243995903/Motivation-im-Job-Mehr-Bock-auf-Arbeit-und-weniger-Steuern.html [zuletzt abgerufen am 01. 03. 2024].

[3] https://www.rbb24.de/wirtschaft/beitrag/2022/10/babyboomer-rente-daten-arbeitskraefte-mangel-berlin-brandenburg-berufe-branchen.html [zuletzt abgerufen am 01. 03. 2024].

sende bzw. z.T. überhaupt verfügbare Mitarbeiter andererseits, die seit Jahren Trendbranchen wie die IT ebenso betrifft wie „klassische" Berufsgruppen – so auch Pflege- und Bildungsberufe.[4]

Der gesellschaftliche Bedarf ist zudem mit der spezifischen Nachfragesituation potenzieller Arbeitnehmer konfrontiert, bei der unterschiedlichste Erwartungen und Wertsetzungen individueller wie gesamtgesellschaftlicher Art aufeinandertreffen, die zwischen gutem Einkommen, Macht und Prestige bis hin zu hoher Flexibilität, Selbstverwirklichung und attraktiven Sozialangeboten reichen. Nicht nur die Erwerbsbiografie, sondern auch die Berufsprofile unterscheiden sich bisweilen radikal, wenn etwa ein 9to5 Job und eine 40 Stunden Woche zu Kennzahlen werden, die unterschiedliche Generationen voneinander abgrenzen und damit auch soziale Spannungen zwischen erwartetem Engagement und individuell gestalteter Erwerbsbiografie hervorrufen.[5]

Während Medien viel über die Generation der Babyboomer[6], jene nach dem 2. Weltkrieg (ca. 1946–1964) geborene Generationskohorte sprechen, die nun im bzw. vor dem Eintritt ins Rentenalter steht, zeichnet sich auf dem Arbeitsmarkt eine mindestens ebenso weite Dynamisierung zwischen den Generationen X (ca. 1965–1979), Y (ca. 1980–1995) und Z (ca. 1996–2010) ab.[7] Inhaltlich variieren Werte, Lebens- wie Kommunikationsformen und nicht zuletzt die Bedeutung von Karriere und sozialen Beziehungen – kurz die „Einstellung zur Arbeit".

Doch tritt neben die formalen wie inhaltlichen Entwicklungen am Arbeitsmarkt unlängst eine weitere Entwicklung, wenn generationsübergreifend wieder mehr über den Sinn in der Arbeit reflektiert und Arbeit als sinnstiftende Größe und Konstituierende echter menschlicher Entwicklung in den Blick genommen wird.[8] Im Sinne

[4] Vgl. dazu perspektivisch die bereits 2016 erschienene Studie Weitzel, Tim; Laumer, Sven; Maier, Christian [u.a.] (Hg.), Employer branding und Personalmarketing, abrufbar unter https://www.uni-bamberg.de/fileadmin/uni/fakultaeten/wiai_lehrstuehle/isdl/Recruiting_Trends_2016_-_E-Branding_und_Personalmarketing_v_WEB.pdf [zuletzt abgerufen am 01.03.2024].

[5] Vgl. Hesse, Gero; Mattmüller, Roland (Hg.), Perspektivwechsel im Embloyer branding. Neue Ansätze für die Generation Y und Z, Wiesbaden [2]2019.

[6] Vgl. dazu den Beitrag Generation Babyboomer, https://www.bpb.de/die-bpb/foerderung/akquisos/322074/generation-babyboomer/ [zuletzt abgerufen am 01.03.2024].

[7] Der Vollständigkeit halber sei zumindest die Generation vor 1945 als „Traditionalisten" und nach 2010 namentlich als „Generation Alpha" erwähnt.

[8] Podcast „Welchen Sinn hat meine Arbeit", abrufbar unter https://www.zeit.de/wirtschaft/2023-03/sinn-von-arbeit-wirtschaftspodcast?utm_referrer=https%3A%2F%2Fwww.google.de%2F [zuletzt abgerufen am 01.03.2024].

solidarischer und subsidiärer Verantwortung bietet sich der Rekurs auf eine Theologie der Arbeit an, die gleichermaßen auf Individualwohl und Gemeinwohl Bezug nimmt und dabei der Gefahr einer Verselbstzweckung der Arbeit entgegentritt.

Die nachfolgenden Darstellungen nehmen sich der vorangestellten Thematik an und spüren zunächst der Arbeit als sozialer Größe nach, die den Begriff der Arbeit sowohl im soziokulturellen Kontext wie auch in der Sozialtradition der Kirche verortet (Kapitel 1). Daran schließen sich Überlegungen zur Work-Life-Balance und zur sozialen Teilhabe an, die für Unterschiede in Selbstverständnis und Arbeitsauffassung der Generationen X, Y und Z sensibilisieren (Kapitel 2). Den Abschluss bilden Ausführungen zu einem handlungsleitenden Regulativ, das einige tugendethische Impulse für eine Theologie der Arbeit skizziert (Kapitel 3).

1. Arbeit als soziale Größe

Das Verständnis von Arbeit als soziale Größe ist gekennzeichnet von einem historischen Denken, das nicht mehr metaphysische Grundfragen über die schlichte Existenzsicherung des Individuums und das Funktionieren der Gesellschaft in das Zentrum der Betrachtung stellt, sondern sich im Gegenzug den soziokulturellen Fragen der Zeit wie Lohngerechtigkeit, Mitbestimmung und Teilhabe zuwendet, die die Grundlage für jede auf Individualwohl und Gemeinwohl fußenden Gesellschaftsordnung bilden.[9] Der erste systematische Ansatz, der sich von theologischer Seite aus mit der modernen Arbeit in Form soziokultureller Strukturen und Funktionen sowie persönlicher (Lebens)ziele befasst, begegnet im 20. Jahrhundert bei Marie-Dominique Chenu. Hierzu stellt Alfons Auer aus theologisch-ethischer Perspektive fest: „Es geht um *ein neues Ziel:* nicht mehr bloß Beschaffung des nötigen Lebensbedarfs, sondern geistige Durchdringung und technische Beherrschung der Welt. Es geht um eine neue Gemeinschaft: nicht mehr bloß die mittelalterliche vicissitudo, die gegenseitige Angewiesenheit aller zur Beschaffung des leiblichen und geistigen Existenzbedarfs, sondern das Ereignis der Sozialisation, das Erwachen eines universalmenschlichen Gesamtbewusstseins, die an-

[9] Auer, Alfons, Auf dem Weg zu einer Theologie der Arbeit. Wandel der Aspekte während der letzten 150 Jahre, in: Biesinger, Albert; Schmidt, Joachim (Hg.), Ora et labora. Eine Theologie der Arbeit, Ostfildern 2010, 133–154, hier: 142–145.

hebende Solidarität aller in der aktiven Erwartung einer gemeinsamen Zukunft."[10]

Dieses „neue Verständnis" von Arbeit weist Arbeit ausdrücklich als personalkonstitutive (Sinn)Größe – individuell – wie sozial aus. Damit vollzieht sich eine Transformation von der Notwendigkeit zur Sinnhaftigkeit, die zumindest die kritische Rückfrage zulassen muss: Inwieweit stehen existenzielle Grundsicherung und gelingende Sozialität (heute) noch länger im Verhältnis von Mittel und Zweck? Mehr noch lässt sich die weitergehende Frage stellen, ob Arbeit überhaupt jemals nur Existenzsicherung gewesen ist?

Im Folgenden werden einige Schlaglichter auf das Wesen von „Arbeit" in einer soziokulturellen Genese geworfen, die jüngst mit „New Work" bzw. Arbeit 4.0[11] in eine neue Phase eingetreten ist.[12]

1.1 Definition und soziokulturelle Genese der Arbeit

Wer den Begriff „Arbeit" und mehr noch ihr „Wesen" zu definieren sucht, muss Rechenschaft über die jeweilige Perspektive geben. Grundlegend ist dabei die Unterscheidung zwischen einer Subsistenzwirtschaft, bei der eine kleine soziale Einheit (Familie, Bauernhof, Dorfgemeinschaft etc.) alle Güter des täglichen Bedarfs selbst produziert, und der industriellen Produktion von Gütern im Kontext einer segmentierten, d. h. arbeitsteiligen Gesellschaft.

Sucht man beide Zugänge abzudecken, so muss eine Definition entsprechend offen gehalten sein, um einer weiten soziokulturellen Genese entsprechend Raum zu geben. Thomas Wagner bietet dazu eine entsprechende Hilfestellung an, wenn er feststellt: „Arbeit bezeichnet jene zielbewusste Tätigkeit ohne Unterschied des Sachverhaltes. Arbeit ist eine Tätigkeit, die im weitesten Sinn auf die Herstellung von Gütern und Dienstleistungen ausgerichtet ist."[13] Der

---

[10] Ebd., 146.

[11] Hackl, Benedikt; Wagner, Marc; Attmer, Lars; Baumann, Dominik, New Work: Auf dem Weg zur neuen Arbeitswelt. Management-Impulse, Praxisbeispiele, Studien, Wiesbaden 2017.

[12] Bundesministerium für Wirtschaft und Energie (BMWi) (Hg.), Plattform Industrie 4.0, Berlin 2021, online abrufbar unter: https://www.bmwk.de/Redaktion/DE/Publikationen/Industrie/industrie-4-0-gestalten-wenn-vision-realitaet-wird.pdf?__blob=publicationFile&v=1 [zuletzt abgerufen am 01.03.2024].

[13] Wagner, Thomas, Mystik und Arbeit, in: Crüwell, Henriette; Jakobi, Tobias; Möhring-Hesse, Matthias (Hg.), Arbeit, Arbeit der Kirche und Kirche der Arbeit. Beiträge zur

Arbeit wird hierin eine fast schon tugendethische Qualität im Sinne der Tüchtigkeit zugesprochen, die gleichermaßen den Prozess wie das Ergebnis umfasst. Während die „tüchtige", d. h. zielorientierte Tätigkeit im Rahmen einer Arbeit 1.0 vor allem die Arbeitsverhältnisse und Tätigkeiten der Fabrikarbeiter im Kontext der beginnenden Industriegesellschaft Ende des 19. Jahrhunderts und damit auch die sich entwickelnden gesellschaftlichen Klassen berücksichtigt, ist eine Arbeit 2.0 bereits durch die Massenproduktion und erste Überlegungen zu einem Wohlfahrtsstaat geprägt. Entsprechend unterschiedlich fallen auch die jeweiligen sozialen Fragen und die damit verbundenen gesellschaftlichen Lösungsansätze aus.[14] Ein substanzieller Sprung im individuellen wie im gesellschaftlichen Verständnis der Arbeit, gleichsam ein Schritt von der Existenzsicherung zur Selbstverwirklichung, kündigt sich mit der Arbeit 3.0 an, die für eine Konsolidierung des Sozialstaates steht und auf einem gewachsenen Fundament von Arbeitnehmerrechten im Kontext einer sozialen Marktwirtschaft fußen kann. In den 80er Jahren des 20. Jahrhunderts sind zudem eine wachsende Globalisierung und der Bedeutungszuwachs der Informationstechnologie in vielen Arbeitsbereichen kulturprägend und verändern somit auch die Sinngestalt von Arbeit. Hieran knüpft nun die Arbeit 4.0 als digitale Zukunft einer weiter voranschreitenden Automatisierung von Arbeitsprozessen an, deren Ausläufer wir bereits jetzt vielerorts wahrnehmen können. In bisher ungeahnter Weise setzt dies eine immer bewusstere und passgenaue Ausstattung von Berufsqualifikationen und persönlichem Engagement sowie eine weitere Dynamisierung der Erwerbsbiografie voraus, in der die Grenzen von Arbeits- und Lebenswelt zunehmend verschwimmen und nicht erst mit der Entdeckung von Homeoffice und Remotearbeit stärker ineinander übergehen.

Für die nachfolgenden Überlegungen, die sich in nur wenigen Stichpunkten – gleichsam als Präambel für die Überlegungen zur Arbeit in der Sozialtradition der Kirche – mit der soziokulturellen Genese eines Arbeitsbegriffs befassen, soll die vorgenannte Unterscheidung zwischen einer vorindustriellen Gesellschaft (bis ins 19. Jahrhundert) und einer kontinuierlich sich wandelnden Indus-

christlichen Sozialethik der Erwerbsarbeit. Festschrift zum 68. Geburtstag von Friedhelm Hengsbach SJ, Münster 2005, 225–248, hier: 226.

[14] Die Darstellungen zur Arbeit 1.0–4.0 gründen im Wesentlichen auf den Ausführungen des Bundesministeriums für Arbeit und Soziales. Der Dialogprozess Arbeiten 4.0, online abrufbar unter: https://www.bmas.de/DE/Arbeit/Digitalisierung-der-Arbeitswelt/Arbeiten-vier-null/arbeiten-4-0.html [zuletzt abgerufen am 01.03.2024].

trie-, Güter- und Dienstleistungsgesellschaft (Arbeit 1.0–4.0) mit Schwerpunkt Westeuropa Orientierung bieten.

1.1.1 Vorindustrielle Gesellschaften

Erste Grundlagen eines substanziellen Nachsinnens über den Wert der Arbeit und den Selbstvollzug des Menschen in der Arbeit finden sich bereits in der antiken Philosophie. Ansgar Kreutzer stellt dazu fest: „Was die Bedeutung und Wertschätzung der Arbeit angeht, bietet die antike Kultur ein durchaus ambivalentes Bild. Es gibt die bekannte Geringschätzung der Arbeit – insbesondere der Handarbeit – bei den Heroen der griechischen Philosophie. Für Platon war die ‚Lebensweise der körperlichen Arbeit unvereinbar mit der ... bürgerlichen Tugend': ‚Facharbeit und handwerkliche Tätigkeit rufen körperliche Schäden hervor, töten den Geist und lassen die Seele verkümmern'."[15] Als angemessene Tätigkeiten für den „freien Mann" galten entsprechend Kriegsdienst, Politik und nicht zuletzt die Philosophie – körperliche Arbeit zählte nicht dazu, was sich nicht zuletzt in entsprechenden Staatsmodellen widerspiegelte.[16]

In der jüdisch-christlichen Kultur begegnet hingegen ein anders gelagertes Verständnis, dass körperliche Arbeit gerade nicht als minderwertige Tätigkeit erachtet, sondern Arbeit vielmehr im Sinne einer Teilhabe am Schöpfungshandeln Gottes, der ja selbst „handwerklich"[17], wenn auch in Vollmacht, den Menschen erschuf, bewertet. Mehr noch ist nach jüdisch-christlichem Verständnis dem Menschen gar ein Schöpfungsauftrag mit auf den Weg gegeben, wonach der Mensch den Garten Eden „bebaue und bewahre" (Gen 2,15). Damit wird Arbeit als dem Wesen des Menschen gemäße Tätigkeit qualifiziert wird.[18] Karl Lehmann stellt dazu fest: „Arbeit gehört zur biblischen Bestimmung des Menschen. Allerdings wird der Mensch nicht *durch* Arbeit zum Menschen. Was ihn von den anderen Geschöpfen unterscheidet ist die Gottesebenbildlichkeit (vgl. Gen

[15] Kreutzer, Ansgar, Arbeit und Muße. Studien zu einer Theologie des Alltags (Forum Religion und Sozialkultur, Bd. 19), Wien 2011, 15. Die nachfolgenden Darstellungen orientieren sich an den Aussagen des Autors ebd., 15–21.

[16] Schweidler, Walter, Der gute Staat. Politische Ethik von Platon bis zur Gegenwart, Wiesbaden ^{2}2014, 21–34.

[17] Müller, Peter, Gott und die Bibel, Stuttgart 2015, 24–26.

[18] Vgl. zum Vorausgehenden die Darstellungen von Lehmann, Karl, Arbeit als Realisierung der Gottesbeziehung, in: Biesinger, Albert; Schmidt, Joachim (Hg.), Ora et labora. Eine Theologie der Arbeit, Ostfildern 2010, 13–31, hier: 17ff.

1,26). Es ist sein besonderer Gottesbezug und nicht seine Arbeit, die ihn als Menschen auszeichnet und die seine Würde begründet."[19]

Die biblischen Texte sind voller Bilder, die immer von der Ambivalenz von Mühsal und Frucht der Arbeit berichten. Doch ist die Arbeit weder „Sold der Sünde" noch Ausdruck religiöser Verklärung. Vielmehr gehört sie fundamental zum Wesen des Menschen. Sie ist ihm/ihr angemessen. So stellt der Prophet Jesaja selbst mit Blick auf einen „neuen Himmel" und eine „neue Erde" fest: „Sie werden Häuser bauen / und selbst darin wohnen, / sie werden Weinberge pflanzen und selbst deren Früchte genießen. Sie werden nicht bauen, / damit ein anderer wohnt, nicht pflanzen, / damit ein anderer isst, sondern wie die Tage eines Baumes / sind die Tage meines Volkes und das Werk ihrer Hände / werden meine Auserwählten selber verbrauchen. Sie mühen sich nicht vergebens / und gebären nicht für den schnellen Tod." (Jes 21–23a)

Das Ideal, das der Prophet Jesaja von einer „erlösten", „vollendeten" Welt zeichnet, ist keinesfalls eine „arbeitsfreie" Welt, sondern vielmehr „ein Leben, in dem die Arbeit nicht ins Leere geht, in dem sie nicht sinnlos wird [; .../damit wird deutlich/I.P.], dass das Problem des Menschen nicht eigentlich die Arbeit, sondern das Unrecht ist", wo Arbeit also unverhältnismäßig und/oder gegen das Wesen des Menschen ausgeübt wird. Ganz fundamental zeigt sich dies in der Hl. Schrift in der Bedeutung des Sabbatgebotes, wenn Gott selbst die natürliche Ordnung von Arbeit und Ruhe heiligt und nach getaner Arbeit am siebten Tag ruhte (Ex 20,9 f; Dtn 5,13 f.).

Dies korrespondiert mit der Notwendigkeit, von der eigenen Hände Arbeit leben zu können (Mt 20,1–6), ohne sich von der Sorge um ein auskömmliches Leben aufzehren zu lassen (Mt 6,19–34). Im christlichen Kontext wird jedoch nicht nur der Wert der Arbeit, vom Handwerk bis zur Verkündigung des Evangeliums, hervorheben (vgl. Apg 18,3; 20,34; 1 Kor 9,14), sondern im Gegenzug auch vor Müßiggang und Faulheit bzw. sozialem Missbrauch gewarnt. So weist etwa die Didache (Did 11,4; 12,2) als älteste Gemeindeordnung darauf hin, das Gastrecht nicht zu missbrauchen.[20] Spätestens ab dem dritten Tag sollen Durchreisende ihren Lebensunterhalt selbst verdienen und damit das Gastrecht nicht über Gebühr beanspruchen.

---

[19] Ebd., 18.

[20] Online abrufbar unter: https://bkv.unifr.ch/de/works/cpg-1753/versions/didache-lehre-der-zwolf-apostel-bkv/divisions/13 [zuletzt abgerufen am 01.03.2024].

Wieder zeigt sich, dass Arbeit und Maßhalten korrespondieren. Verhältnismäßigkeit bzw. Angemessenheit von Arbeitsumfang und Arbeitslohn zeugen vom hohen Wert einer Arbeitsgestaltung, die, im Bild des Tagelöhners im Weinberg (Mt 20,1–16), ein verantwortliches Verhalten von Arbeitgeber wie Arbeitnehmer gleichermaßen voraussetzt. Der Bereitschaft, seine eigene Arbeitskraft aktiv einzusetzen und für sich bzw. seine Familie selbst zu sorgen, entspricht die korrespondierende Bereitschaft des Arbeitgebers, Arbeit angemessen, d.h. zunächst existenzsichernd, zu entlohnen. Perspektivisch zeigen sich im Ethos der Bibel somit bereits Züge einer Ethik des Sozialen, die Kriterien wie Personalität, Subsidiarität und Solidarität anklingen lassen.[21]

Für eine Theologie der Arbeit reicht es aber keinesfalls, wie Auer feststellt, nur die „ausdrücklich von der Arbeit handelnden biblischen Stellen zusammenzutragen und zu interpretieren [... sowie/ I.P.] Hinweise auf den Arbeitsbefehl der Genesis, auf den durch die Sünde bedingten Straf-, Sühne- und Bußcharakter der Arbeit, auf die Vorbildlichkeit des in Nazareth arbeitenden Jesus und auf die Sühnekraft seines Leidens und Sterbens [zu geben/I.P.]"[22].

Vielmehr kommt dem christlichen Leben als praktisches Zeugnis eine herausgehobene Bedeutung zu, insofern eine „vita activa" weder allein im Lichte einer Sorge um den Lebensunterhalt notwendigerweise eine positive Begründung, noch im Gegenzug eine „vita contemplativa" im Kontext eines materiell abgesicherten Lebens eine relativierende Bewertung erfahren musste.[23] Notwendigkeit und Sinnhaftigkeit sind im christlichen Arbeitsverständnis also keine Antagonisten, sondern vielmehr wechselwirkende Kräfte im Dienste einer wesensgemäßen Ordnung.[24] In der monastischen Tradition von „ora et labora", die bis heute kulturprägend ist, wird vielmehr die vermeintliche Diastase von notwendiger Arbeit und sinnhafter Tätigkeit, die gerade auch Muße und Erholung einschließt, überwunden und eine Synthese eröffnet. Der Hl. Benedikt setzt sich darin von

[21] Zum Verhältnis bzw. zur Genese vom biblischen Ethos zur christlichen Sozialethik, vgl. Heimbach-Steins, Marianne; Steins, Georg (Hg.), Bibelhermeneutik und Christliche Sozialethik, Stuttgart 2012.

[22] Vgl. Auer, Theologie der Arbeit, 133–154, hier: 145.

[23] Einen weitergehenden stärker philosophiegeschichtlichen Zugang zur vita activa im Bezug auf die Bedingtheit des menschlichen Lebens bietet mit Blick auf Hannah Arendt, Geisen, Thomas, Arbeit in der Moderne, Wiesbaden 2011, bes. 259–262.

[24] Vgl. hierzu auch Honecker, Martin, Grundriss der Sozialethik, Berlin/New York 1995, bes. 445–464.

antiken Einstellungen zur anstrengenden körperlichen Arbeit bzw. dem (ausschließlichen) Ideal der Muße ab.[25]

Im Mönchtum kommt der Arbeit spätestens ab dem 6 Jh., prominent in der Regula Benedicti[26] (bes. Kap. 48), eine dem Wesenscharakter des Menschen entsprechende und seine geschöpfliche Existenz ermöglichende Deutung zu, die im Lichte der Kontingenz zwar nicht um ihrer selbst willen, wohl aber als „Übung der Askese" oder auch als „Mittel zur Selbstheiligung" geistig aufgewertet wurde.[27] Dieser Zugang sollte grundlegend für ein christliches Bild der Arbeit werden und sich mit der beginnenden Soziallehre der Kirche im 19. Jahrhundert weiter ausdifferenzieren. Führt man auf dem Weg dorthin die Entwicklung weiter aus, so kann nicht zuletzt angesichts der existenziellen Notwendigkeit (körperlich) zu arbeiten, mit Ausnahmen einiger weniger „bevorzugter" Mitglieder der Gesellschaft (Adel, Teile des Klerus, Kaufleute), davon ausgegangen werden, dass es keiner grundsätzlichen theologischen Begründung der Arbeit bedurfte – diese aber sehr wohl gab.

So schreibt der hl. Thomas von Aquin in seiner Summa theologiae, über die Pflicht zur Arbeit – die eben auch geistliche Gemeinschaften betrifft: „Die Ordensleute sind zur Arbeit mit ihren eigenen Händen verpflichtet. […] Einige meinen, der Apostel schreibe hier geistige Arbeit vor und nicht körperliche wie solche die Ackersleute und Handwerker haben […] Überflüssig aber ist es, daß sie sich und andere hinters Licht führen wollen und so das, wozu die Liebe in nützlicher Weise ermahnt, nicht nur nicht thun, sondern nicht einmal verstehen wollen […] (Cap. 3.) ‚Der Apostel will, daß die Knechte Gottes körperlich arbeiten, damit sie haben, wovon sie leben.' Solche

[25] „Die gesellschaftliche Grundgröße war die Muße, Geschäfte treiben galt als deren Störung. Dagegen setzt Benedikt einer spirituellen Grundlinie des Christentums folgend den Wert der Arbeit. […] Die Wirtschaftslehre setzt das ‚ora et labora' des hl. Benedikt an den Beginn des neuzeitlichen Arbeitsethos." Bilgri, Anselm; Singh, Maurozio, Agiles Arbeiten – Agile Führung. Wo bleibt der Mensch bei Agilität? Impulse aus der benediktinischen Regel, München 2022, 14.

[26] Eine digitale Fassung in deutscher Sprache ist abrufbar unter: https://benediktiner-oblaten.de/event-categories/regula-benedicti/?pno=11 [zuletzt abgerufen am 01.03.2024].

[27] Vgl. zur Bedeutung der Arbeit in monastischen Lebensformen Hartmann, Ulrich, Deutungen von Arbeit in monastischen Lebensformen mit Schwerpunkt auf den Zisterzienserorden, in: Kreuzer, Ansgar; Bohmeyer, Axel (Hg.), „Arbeit ist das halbe Leben". Zum Verhältnis von Arbeit und Lebenswelt (Frankfurter Arbeitspapiere zur gesellschaftlichen und sozialwissenschaftlichen Forschung, Bd. 27), Frankfurt a.M. 2001, 20–50.

Knechte Gottes sind aber zumal die Ordensleute."[28] Thomas bleibt nicht bei dieser Aussage stehen, sondern differenziert vielmehr noch den „Zweck" der Arbeit aus: 1. Den Lebensunterhalt zu gewinnen, 2. Müßiggang zu meiden, 3. Begierden zu zügeln und 4. Almosen zu geben.[29] Vor diesem Hintergrund bestehen unterschiedlichste Formen legitimer und gottgefälliger Arbeit, die von Thomas lediglich darin „begrenzt" werden, dass man sich nicht durch unerlaubte Mittel den Lebensunterhalt verschaffen darf.[30]

Verbunden mit der Tatsache, dass über viele Jahrhunderte der eigenen Hände Werk, nicht zuletzt durch die stark agrarorientierte Subsistenzwirtschaft, für viele Menschen trotz aller Mühe schlicht kaum zum Leben reichte, war die Gefahr einer „spirituellen Überzeichnung" der Arbeit fernab der konkreten Erfahrung breiter Schichten der Bevölkerung. Trotzdem gab es natürlich immer wieder Wellenbewegungen einer stärker wertschätzenden oder einer stärker abwehrenden Bewertung von Arbeit, die wesentlich von der aktuellen Wirtschaftslage und den damit verbundenen sozialen Bedingungen der Bevölkerung geprägt waren. Vielerorts „zeigen sich im Mittelalter deutliche Zusammenhänge zwischen der wirtschaftlichen Situation der Gesellschaft und den in ihr kursierenden Werturteilen zur Arbeit. Die Abwertung der Arbeit im Frühmittelalter (6.–8. Jahrhundert) geht mit Symptomen einer wirtschaftlichen Depression einher. [...] Im Hochmittelalter ist im Gegensatz dazu ein deutlicher wirtschaftlicher Aufschwung feststellbar."[31] Vor diesem Hintergrund wird so nicht zuletzt auch in Folge der Reformation ein weiterer Baustein für eine Kultur der Arbeit gelegt, wenn der „weltliche" Beruf in den Dunstkreis der geistlichen Berufung gerückt und die gnadentheologische Frage Luthers nach der „Rechtfertigung vor Gott" mit innerweltlichen Zeichen des „Begnadetseins" verwoben wird. Lehmann fasst diese Entwicklung anschaulich zusammen, wenn er feststellt: „In dem calvinistisch-puritanischen Lebensstil, der Tugenden wie Fleiß, Pflichterfüllung, Verzicht und Bescheidenheit kultiviert, wird Max Weber später den Ursprung des neuzeitlichen Arbeitsethos, ja der kapitalistischen Wirtschaftsweise überhaupt er-

[28] Thomas v. Aquin, S. th. II.II q. 187 a. 3, zit. n. https://bkv.unifr.ch/de/works/sth/versions/summe-der-theologie/divisions/2944 [zuletzt abgerufen am 01.03.2024].

[29] Ebd.

[30] Ebd.

[31] Kreutzer, Arbeit und Muße, 17.

kennen"[32], die letztlich die zentrale Grundlage der industriellen Gesellschaften bildet.

1.1.2 Industrie-, Güter- und Dienstleistungsgesellschaften

Die gewaltigen Transformationsprozesse des 19. Jahrhunderts im Zuge der Industrialisierung, das rasche Bevölkerungswachstum sowie eine wachsende Urbanisierung stellen die gesamte europäische Gesellschaft vor existenzielle Herausforderungen, die in ihrer Komplexität oftmals schlicht als „soziale Frage" zusammengefasst wird.[33] Begleitet von einem „liberalen" Wirtschaftssystem, dass infolge eines Überangebots an Arbeitskräften die menschliche Arbeit ausschließlich als „Ware" behandelt, wird diese im 19. und beginnenden 20. Jahrhundert vor allem als Kostenfaktor verstanden, den es zu minimieren gilt. Peter Knorn skizziert in seiner immer noch lesenswerten Dissertation zu dieser Zeit unterentwickelte Wirtschaftstheorien, die davon ausgingen, dass „die wirtschaftliche Kraft nicht ausreichen würde, die Versorgung einer ungebremst steigenden Bevölkerung sicherstellen zu können. Für diese […] war die Niedriglohnpolitik gleichzeitig ein Mittel, das Bevölkerungswachstum zu bremsen"[34].

Greift man paradigmatisch auf den „Vater der klassischen Nationalökonomie" Adam Smith zurück, so kann als fundamentaler Wandel die Emanzipation der Wirtschaft von einer metaphysisch begründeten Moralphilosophie ausgemacht werden, die ihren gesellschaftlichen Anker im rational handelnden Individuum findet, das (s)eine Gewinnmaximierung auf einem freien Markt anstrebt. In diesem Streben verbinden sich unterschiedliche „Wirkkräfte", die Smith mit Begriffen wie der „unsichtbaren Hand", dem „unbeabsichtigten Handeln" oder auch der „natürlichen Freiheit" identifiziert.[35] Smith strebt damit eine Wirtschaftsordnung an, die idealerweise völlig frei von jeglichen Hindernissen ist, in der der Staat nur die notwendigen rechtlichen Rahmenbedingungen und den Schutz

[32] Lehmann, Gottesbeziehung, 23.

[33] Einen guten Einstieg mit Bezügen in die Gegenwart bieten: Paulus, Stefan; Grubenmann, Bettina, Soziale Frage 4.0, Opladen/Toronto 2020.

[34] Knorn, Peter, Arbeit und Menschenwürde. Kontinuität und Wandel im Verständnis der menschlichen Arbeit in den kirchlichen Lehrschreiben von Rerum Novarum bis Centesimus annus (Erfurter Theologische Studien, Bd. 73), Leipzig 1996, 6.

[35] Vgl. Bontrup, Heinz-J.; Marquardt, Ralf-M., Volkswirtschaftslehre aus orthodoxer und heterodoxer Sicht, Berlin/Boston 2021, bes. 244–251.

nach außen („Nachtwächterstaat") garantiert. Dadurch wird nach Smith eine Dynamik ermöglicht, die ein Streben nach Individualwohl kultiviert und um eine Gemeinwohlökonomik, zumindest für den produktiven Teil der Bevölkerung, ergänzt. Arbeit wird damit, ohne jeglichen Transzendenzbezug, als identitätsstiftend und aus sich heraus als werthaft verstanden. Mit recht wurden diesem Theoriekonzept die Erfahrungen realer Arbeitsverhältnisse entgegengehalten und durch spätere Sozialökonomen und Gesellschaftstheoretiker kritisiert.

Karl Marx vermag exemplarisch für die Kritiker des Wirtschaftsliberalismus dem Kapitalismus keine gemeinwohlorientierte Idealform zur Seite zu stellen, sondern sieht in den Arbeitsbedingungen industrieller Gesellschaften, die wesentlich vom Kapital bestimmt werden, eine Entfremdung des Arbeiters von sich selbst, die diesen in seiner Selbstverwirklichung hemmen und in eine systemische Abhängigkeit bringen.[36] „Nach Marx ist jede Arbeit entfremdet, die nicht dem Bedürfnis des Menschen nach Selbstverwirklichung entspricht und deswegen kein freier, tätiger Lebensgenuss, sondern Mittel für einen außer ihr liegenden Zweck ist."[37] Doch zeigt sich auch hier eine schmerzhafte Lücke, die eine Ideologie der Arbeit als Selbstverwirklichung nicht zu schließen vermag.

So wird das Fehlen von – nicht ausschließlich subjektiv begründeter – Wahrheit in einer den Menschen individuell wie kollektiv transzendierenden Wirklichkeit dort spürbar, wo mit Wegfall der (transzendenten) Metaphysik eine Orientierung in der sozialen Ordnung immanenter Güter (angewandte Metaphysik) gesucht wird. „Ist jedes Ding auf eine logische Kategorie und jede Bewegung, jede Produktionsart auf die Methode reduziert, so folgt daraus, daß jeder Zusammenhang von Produkten und Produktion, von Dingen und Bewegung sich auf eine angewandte Metaphysik reduziert."[38] Eine ausschließlich anthropologisch-funktionale Engführung der Sinn- und Seinsfrage ermöglicht zwar eine Sicht der Arbeit, die be-

[36] Einen ersten Zugang zur Wirtschaftsphilosophie bei Karl Marx bieten Petersen, Thomas; Faber, Malte, Karl Marx und die Philosophie der Wirtschaft. Unbehagen am Kapitalismus und die Macht der Politik, Baden-Baden 2018.

[37] Sailer-Pfister, Sonja, Theologie der Arbeit vor neuen Herausforderungen. Sozialethische Untersuchungen im Anschluß an Marie-Dominique Chenu und Dorothee Sölle (Ethik im Theologischen Diskurs, Bd. 12), Münster 2006, 93.

[38] Marx, Karl, Das Elend der Philosophie. Antwort auf Proudhons „Philosophie des Elends". Zweites Kapitel, die Metaphysik der politischen Ökonomie, 1885, Nr. 127, Zit. n. http://www.mlwerke.de/me/me04/me04_125.htm [zuletzt abgerufen am 01.03.2024].

rechtigte Kritik am progressiven Drang zur Aneignung durch kapitalistische Ordnungsstrukturen zu äußern vermag,[39] zugleich kann dies aber auch die eigene Lückenhaftigkeit nicht verdecken, indem jede Form von Kreativität und Schaffenskraft notwendigerweise immer auch ein über Sich-hinaus-Sein sein muss. Mehr noch: Ein Streben nach dem ultimum potentiae kann erst aus der (schmerzhaften) Erfahrung des Widerspruchs von Sein und Sollen in der Erfahrung des mit Sich-Entfremdet-Seins jene Dynamik auslösen, die den Menschen zu einer personalen Selbsterkenntnis und (s)einer personalen Menschwerdung antreibt. Der Mensch erschöpft sich, auch in seiner – wenn überhaupt als solche denkbaren „immanenten" – „Selbstverwirklichung" gerade nicht in einer individuellen und /oder gemeinschaftlichen Bedarfsdeckung und Bedürfnisbefriedigung im Sinne sozialer Teilhabe; er kann aber auch nicht völlig davon entkoppelt betrachtet werden.

Oswald von Nell-Breuning bietet dazu eine hermeneutische Hilfestellung an, wenn er Arbeit in der Gesellschaft als Ort der Entfaltung von Personsein bestimmt und dazu – zumindest intentional – eine Hierarchie der Sozialprinzipien von Personalität, Solidarität und Subsidiarität voraussetzt. Der Gesellschaft kommt dabei eine regulierende und ordnende Funktion zu, die zutiefst und im unmittelbaren Sinne personal ist, „wenn die Gesellschaft für die Menschen, aus denen und in denen sie besteht, da ist und nicht umgekehrt, dann muß eben dies wohl ihr Sinn sein: diesen Menschen soviel wie möglich zur Entfaltung und Erfüllung ihres Menschseins zu verhelfen, auf keinen Fall aber sie daran zu hindern oder zu beeinträchtigen"[40]. Wie unterschiedlich sich indes auch die Arbeit als Ort der Teilhabe im Sinne gelebter Solidarität gestaltet, lässt sich in zweifacher Weise bestimmen. In einer diachronen Lesart gibt Arno Anzenbacher, im Übergang von einer Arbeit 3.0 (Dienstleistungsgesellschaft) zu einer Arbeit 4.0 (digitale Gesellschaft), beredtes Zeugnis, wenn er anlässlich eines Arbeitsplatzmangels zur Teilhabegerechtigkeit den Impuls gibt: „In dem Maße, in welchem weggekürzte Arbeitszeit neue Arbeitsplätze bildet, müssen auch Lohnanteile in die neuen Arbeitsplätze fließen. Das heißt aber: Ohne *Solidaritätsopfer der Arbeitsbesitzenden gegenüber den Arbeitslosen* ist keine Verbesserung

[39] Rolfes, Helmuth, Der Sinn des Lebens im marxistischen Denken. Eine kritische Darstellung, Düsseldorf 1971, 63.

[40] Nell-Breuning, Oswald von, Gerechtigkeit und Freiheit, Wien 1980, 14f.

der Lage zu erwarten."[41] In synchroner Lesart reicht an dieser Stelle allein schon der Verweis auf die Jugendarbeitslosenquoten in den Mitgliedsstaaten der Europäischen Union, die nicht nur die Ambivalenz, sondern mehr noch die Asynchronität gesellschaftlicher Entwicklungen, selbst innerhalb einer Wirtschaftsunion, aufzeigt. So beläuft sich die Jugendarbeitslosigkeit in der Euro Zone im Mittel auf 14,3 % und reicht dabei von Spanien mit 29,5 % bis Deutschland mit 5,6 %.[42] Entsprechend unterschiedlich kann bzw. muss Arbeit als ambivalente Größe nicht nur in verschiedenen Epochen und Kulturen, sondern auch zwischen unterschiedlichen Gesellschaften und Deutungskonzepten wahrgenommen werden. Dies erfordert damit auch unterschiedliche Zugänge wie Auslegungen, gerade wenn Arbeit der persönlichen und gesellschaftlichen Entwicklung dienen soll. Kurzum, es braucht eine Hermeneutik der Arbeit. Hierzu leistet die Sozialtradition der Kirche in Gestalt der Sozialenzykliken einen entscheidenden Beitrag.

1.2 Arbeit in der Sozialtradition der Kirche

Wird Arbeit im Sinne der Katholischen Soziallehre aus der perspektivischen Verengung auf Erwerbsarbeit und der Produktion materieller Güter gehoben,[43] so können mit Friedhelm Hengsbach in einer gemeinwohlorientierten Lesart, drei Grundvollzüge ausgemacht werden, die wesentlich die gesellschaftliche Integrationsleistung von Arbeit herausstellen: „Arbeit dient erstens der Selbsterhaltung (Naturalfunktion) zweitens der Selbstverwirklichung (Sozialfunktion) und drittens der Selbstbestätigung (Sozialfunktion)."[44] Zugleich grenzt sich diese Wesensbestimmung von einer ideologisch bzw. religiös motivierten z. T. mystischen konturierten Lesart ab, die Arbeit, je nach weltanschaulicher Verortung, als unmittelbare persönliche Sinnstiftung bzw. als Teilhabe am vorrangigen Volkskörper in einer kommunitaristischen Lesart bestimmt. Darstellungen, die Arbeit

[41] Anzenbacher, Arno, Arbeitslosigkeit. Herausforderung christlicher Solidarität und Prüfstein der sozialen Gerechtigkeit des Wirtschafts- und Gesellschaftssystems (Aktuelle Information, Bd. 40), hg. v. der Abteilung Öffentlichkeitsarbeit im Bischöflichen Ordinariat Mainz, Mainz 1986, 30. Hervorhebung im Original.

[42] https://de.statista.com/statistik/daten/studie/74795/umfrage/jugendarbeitslosigkeit-in-europa/ [zuletzt abgerufen am 01. 03. 2024].

[43] Vgl. dazu Wagner, Mystik und Arbeit, 225–248.

[44] Ebd., 226. Vgl. dazu Hengsbach, Friedhelm, Die Arbeit hat Vorrang. Eine Option katholischer Soziallehre, Mainz 1982, 41.

entweder instrumentaliter als Zweck *für* die Person oder als Selbstzweck *der* Person deuten, verkennen den Wesenscharakter der menschlichen Person, der zutiefst ein kreatürliches (mit)schöpferisches Wirken zu eigen ist.

Von jeher kommt der Arbeit in der Kirchlichen Soziallehre eine hervorgehobene personale Bedeutung zu, die sich immer (auch) sozial entfaltet – insofern damit ein sinnstiftendes Element verbunden ist, dass sich eben nicht in der Immanenz aktueller oder zukünftiger gesellschaftlicher Wirklichkeiten erschöpft. So konnte Wilhelm Emanuel Ketteler auf dem ersten Katholikentag 1848 noch mit großer Überzeugung feststellen: „Die schwerste Frage, die bei allen gesetzlichen Bestimmungen bei allen Staatsformen nicht gelöst ist, das ist die sociale Frage [...] Es wird sich zeigen, daß der katholischen Kirche die endliche Lösung der socialen Frage vorbehalten ist, denn der Staat, mag er Bestimmungen treffen, welche er will, hat dazu nicht die Kraft."[45]

Die Geschichte zeigt: In den Sozialenzykliken der Katholischen Kirche hat sich seit ihrer Grundsteinlegung in Rerum Novarum (1891) das Grundmotiv der „Humanen Erwerbsarbeit" durchgetragen.[46] So klingt in Rerum Novarum eine Theorie der Arbeit zwar allenfalls erst implizit an, insoweit Arbeit wesentlich als Grundlage des Lebensunterhaltes und damit der Daseinsfürsorge des Einzelnen und der Familie verstanden wird (RN 7). Doch verbindet sich mit der gleichsam schöpfungsmäßig gegebenen *Fähigkeit* des Menschen für sich selbst zu sorgen unlängst auch die *Pflicht*, nach Kräften für sich selbst zu sorgen (RN 34). Arbeit eignet sowohl die Qualität eines eigentumsstiftenden Tuns als auch des Dienstes am Gemeinwohl.

In den ersten Jahrzenten der Katholischen Soziallehre bis Quadragesimo Anno (1931)[47] befasst sich die kirchliche Lehre zum Thema Arbeit mit Bestimmungen von Arbeitszeit und Familien-/Freizeit, mit dem Recht für ein existenzsicherndes Einkommen sowie eine sozi-

---

[45] Verhandlungen der ersten Versammlung des katholischen Vereines Deutschlands am 3., 4., 5. und 6. October in Mainz, Amtlicher Bericht, Mainz 1848, 52, zit. n. Meiwes, Relinde, „Arbeiterinnen des Herrn". Katholische Frauenkongregationen im 19. Jahrhundert, Frankfurt / New York 2000, 275.

[46] Einen systematischen Überblick von Rerum Novarum bis Centesimus annus bietet Knorn, Peter, Arbeit und Menschenwürde. Kontinuität und Wandel im Verständnis der menschlichen Arbeit in den kirchlichen Lehrschreiben von Rerum Novarum bis Centesimus annus (Erfurter Theologische Studien, Bd. 73), Leipzig 1996.

[47] Deutsche Fassung abrufbar unter: https://www.iupax.at/dl/MKNkJmoJOLmJqx4KJKJmMJmNMn/1931-pius-xi-quadragesimo-anno.pdf [zuletzt abgerufen am 01.03.2024].

alpolitische Interessenvertretung in Form von Gewerkschaften. Arbeit wird dabei insbesondere unter den Bedingungen für ein gelingendes menschliches Leben beleuchtet. Mit „Quadragesimo anno" gewinnt jedoch nicht nur die Frage nach dem Erwerbseigentum als existenzsichernde Grundlage, sondern auch die politisch-gewerkschaftliche Organisation der Arbeiterinteressen an Bedeutung. Arbeit wird stärker als „gemeinsames Tun in einer sittlich zu erneuernden Gesellschaft verstanden. Noch stärker als in RN wird jetzt das Miteinander von Kapital und Arbeit eingeschärft."[48] Quadragesimo anno ringt spürbar um die rechte Verhältnisbestimmung von Arbeit und Kapital. Die doppelte Gestalt der Arbeit im Sinne einer Individual- und Sozialnatur wird als Grundlage einer neuen Arbeitsordnung verstanden, als der „innige Bund von Intelligenz, Kapital und Arbeit" (QA 69), die sich bereits kritisch mit dem Arbeitsloseneinkommen befasst. Diese Linie soll auch rund achtzig Jahre später unter der Perspektive eines „bedingungslosen Grundeinkommens" weitergeführt werden.[49]

„Mater et magistra" (1961) begegnet in der Folge als eine Enzyklika, die sich u.a. der Arbeit im weiten Feld von Wissenschaft, Technik sowie weltweiter sozialer und politischer Entwicklung annimmt. Damit zeugt der Text von einem zunehmend vernetzten Denken sozialgesellschaftlicher Bereiche, wenn Arbeit nicht nur funktional, sondern, durch Innovationen in Technik, Transport und Kommunikation, immer stärker auch räumlich, d.h. global, arbeitsteilig wird (MM 71). Bis dato stärker philosophisch-naturrechtlicher Argumentationen weichen einer zunehmend empirisch-sozialwissenschaftlichen Betrachtung, mit stark pastoral orientierten Aussagen. Thematisiert wird dabei die Bedeutung des sittlichen Subjektes in der immer engeren Verflechtung mit einer technisierten Gesellschaft und daraus erwachsenden „neuen" Seiten der sozialen Frage – nun jedoch differenziert in verschiedene Wirtschaftszweige (MM 123–156). Wegweisend ist sicherlich auch ein Verständnis von sozialem Wohlstand, das erstmalig eine diachrone Perspektive in den Blick nimmt und die Verantwortung des wirtschaftenden Menschen für nachfolgende Generationen berücksichtigt. Erneut wird das Verhältnis von „vita activa" und „vita contemplativa", wenn auch in

[48] Knorn, Arbeit und Menschenwürde, 36.

[49] Vgl. dazu auch die kritische Auseinandersetzung mit 2 Thess 3,10: „Wer nicht arbeiten will, soll auch nicht essen." bei Nicklas, Tobias, Der Zweite Thessalonicherbrief (Kritisch-exegetischer Kommentar über das Neue Testament, Bd. 10/2), Göttingen 2019, 182, 188–190, 192.

neuem Gewand, bemüht. So sieht Mater et magistra keinen Widerspruch zwischen der alltäglichen Arbeit und dem Streben nach geistlicher Vervollkommnung (MM 255).

Pacem in terris (1963) erweitert die bisherige Perspektive und wendet sich dem „Recht auf Arbeit" zu, in dem die Enzyklika Arbeit als wesentlichen Faktor sozialer Teilhabe (PT 18 f.) adressiert. Dem im Kontext sozialer Teilhabe[50] diskutierten (An)Recht auf einen Arbeitsplatz steht im Gegenzug das grundsätzlichere Prinzip der Subsidiarität zur Seite. Gestärkt wird damit die Pflicht zur Eigenverantwortung in der Ausübung einer Arbeit, für die der Staat zwar die Bedingungen schafft, die einzelne Person wie die soziale Gemeinschaft aber für deren Ausgestaltung Verantwortung trägt. Die Sorge um menschengerechte Arbeitsbedingungen (PT 19) wird zugleich entgrenzt, insofern Sozialpolitik lange Zeit nur als Verteilungspolitik sozialer Güter verstanden wurde – eine Verengung, die auch Nell-Breuning nachdrücklich zurückwies.[51] Dem Staat obliegt es vielmehr im (umfassenden) Sinne, die jeweils notwendigen Bedingungen zu schaffen, von der Rechts- über die Infrastruktur, die Mitbestimmungsregeln der Arbeitenden bis zu einer entsprechenden und grundlegenden Bildungspolitik als Ermöglichung derselben (PT 64).

Mit der Pastoralkonstitution „Gaudium et spes" (1965) kommt es zu einem Wandel in der Verhältnisbestimmung von Kirche und Welt, die Arbeit weniger in einer Sozialphilosophie der Kirche als vielmehr in einer „Theologie des Gesellschaftlichen"[52] beheimatet sieht. Die Konstitution nähert sich dem Thema Arbeit dialogisch an. So wird der Arbeit der Begriff „Schaffen" zur Seite gestellt, um den kreativ-schöpferischen Aspekt zu umfassen, wohingegen mit dem (klassischen) Begriff „Arbeit" mehr die Dimension der Lohnarbeit umschrieben wird. Die Leistung der Konstitution ist wesentlich eine heilsgeschichtliche Bestimmung der beiden vorgenannten Begriffe – besonders jedoch der Arbeit selbst. Für das menschliche Schaffen spricht das Konzil dem Menschen eine Teilhabe am Schöpfungsauftrag zu (GS 34; GS 67). Handlungsleitend ist die „Ordnung menschlichen Schaffens" (GS 35), die auch die (Erwerbs-)arbeit in den sinngebenden Horizont der göttlichen Schöpfungsordnung einbettet.

---

[50] Vgl. dazu auch die sozialpsychiatrische Perspektive, z. B. bei Giertz, Karsten; Große, Lisa; Röh, Dieter (Hg.), Soziale Teilhabe professionell fördern. Grundlagen und Methoden der qualifizierten Assistenz, Köln 2022.

[51] Nell-Breuning, Oswald von, Soziallehre der Kirche. Erläuterungen der lehramtlichen Dokumente, Wien ^{2}1978, 108.

[52] Knorn, Arbeit und Menschenwürde, hier: 1, vgl. dazu auch 92–115.

Populorum progressio (1967) ist gekennzeichnet von der sich rasch verändernden Welt und neuen Fragen zu gesellschaftlichem Wohlstand, privatem Eigentum in der Spannung zwischen West und Ost, Nord und Süd. Leitend ist ein Gemeinwohlverständnis, das wesentlich auf eine Güterverteilung rekurriert, die eine globale „soziale Teilhabe" von Volkswirtschaften in den Blick nimmt und diese an eine gelebte, universale Humanität als Quelle und Ziel echter Entwicklung bindet (PP 66–75). Das Feld der Arbeit klingt auch in einer Sehnsucht an, in der der Mensch letztlich sich selbst auf der Suche nach dem Sinn seines Seins (PP 16,21) zu übersteigen sucht. Dem stehen in der Welt viele Hindernisse entgegen: Gewalt, Machtmissbrauch, soziale Missstände wie Hunger, Armut, Arbeitslosigkeit und Ausbeutung. Erst eine ganzheitliche Entwicklung, die moralische, soziale und politische Aspekte miteinander verbindet, kann die Ambivalenz der Arbeit (PP 28) zwischen not-wendig und sinn-stiftend überwinden und den Weg zu einer „Brüderlichkeit" (PP 27) ebnen.

Eine eigenständige theologische Erschließung seitens der Soziallehre erfährt „Arbeit" erst (wieder) mit der Enzyklika „Laborem exercens" (1981) die sich ausschließlich mit dieser Thematik befasst. Arbeit wird vor dem Hintergrund prosperierender Wirtschaften in den „westlichen Gesellschaften" von einer existenziellen Zwecklogik befreit und in ihrer Sinnhaftigkeit angenähert. Dem Recht auf Arbeit wird eine Spiritualität der Arbeit zur Seite gestellt. Es ist erneut Nell-Breuning, der die Relevanz der Enzyklika hervorhebt und diese in ihrer Gesamtheit als „eine philosophische und vor allem theologische Anthropologie der menschlichen Arbeit"[53] kennzeichnet. Die Ausführungen sind entsprechend erkenntnistheoretisch ausgerichtet, wenn der Arbeit eine transitive Qualität zugeschrieben wird (LE 5). Arbeit wird insbesondere in einer subjektiv-transformativen Dimension angenähert. „Die Arbeit ist eine Wohltat für den Menschen – für sein Menschsein –, weil er durch die Arbeit nicht nur die Natur umwandelt und seinen Bedürfnissen anpaßt, sondern sich selbst als Mensch verwirklicht, ja gewissermaßen ‚mehr Mensch wird'"[54] (LE 9). Alle weitergehenden Darstellungen zur systematischen Unterscheidung von Erwerbsarbeit (körperliche Arbeit/geistige Arbeit)

---

[53] Nell-Breuning, Oswald von, Arbeit vor Kapital. Kommentar zur Enzyklika laborem exercens von Johannes Paul II., Wien 1983, 73.

[54] KAB (Hg.), Texte zur katholischen Soziallehre. Die sozialen Rundschreiben der Päpste und andere kirchliche Dokumente, 9. erw. Auflage, Köln/Kevelaer 2007, 551.

sowie Familienarbeit sind spirituell geprägt und zeugen von einer hohen Wertschätzung der Arbeit im christlichen Kontext. Dies bestimmt auch die Ausführungen der Enzyklika zum Verhältnis von Arbeit und Kapital (LE 11–15), zum Recht auf Arbeit (LE 18) oder auch die Teilhabe an der Arbeit durch Menschen mit einer körperlichen und/oder geistigen Beeinträchtigung (LE 22).

Sollicitudo rei socialis (1987) sieht sich in der Kontinuität und versteht sich zugleich als Erneuerung der katholischen Soziallehre. Mit einer Standortbestimmung der sozialen Entwicklungen seit Populorum progressio nimmt die Enzyklika unmittelbar eine globale Perspektive ein. Stärker rücken Strukturen sozialer Ungerechtigkeit in das Zentrum der Betrachtung, wenn etwa durch die Wahl der Wirtschaftsform bleibende Abhängigkeiten erzeugt werden. Die Soziallehre der Katholischen Kirche positioniert sich daher sowohl gegenüber einem marxistischen Kollektivismus als auch einem liberalistischen Kapitalismus kritisch, insofern beide Systeme menschenverachtende Auswüchse kennen (SRS 21). Die Enzyklika verschreibt sich besonders dem Begriff der Entwicklung (SRS 27, 31). In der Durchbrechung von „Strukturen der Sünde" (SRS 36) und einer echten, d. h. ganzheitlichen Entwicklung des Menschen wird auch die Theologie der Befreiung behandelt (SRS 46), wobei jedoch im Kontext einer breit angelegten theologischen Anthropologie die Arbeit nur *einen* Baustein unter anderen darstellt.

Centesimus annus (1991) führt diese Linie weiter und ist mehr als nur eine Jubiläumsenzyklika zum 100. Jahrestag von Rerum Novarum. Die politischen Ereignisse der Wendejahre 1989/90 haben nicht nur den Wandel in der Dualität zweier Weltanschauungen und Wirtschaftsräume eingeläutet; sie haben auch den Raum für eine kulturelle Neugestaltung der Marktwirtschaft möglich gemacht. Die wirtschaftliche Ordnung wird von der Enzyklika in einen kulturellen und gesellschaftlichen Rahmen eingebettet, der die „Würde der Person" als zentralen Wertmaßstab (CA 60) bestimmt. Eng damit verknüpft ist das Begriffspaar Freiheit und Wahrheit (CA 17). In diesem Kontext werden marktwirtschaftliche Modelle reflektiert, die weiterhin einen kritischen Umgang mit der Marktwirtschaft erkennen lassen (CA 42) und insbesondere die „Würde der arbeitenden Person" betonen. Wenn auch nicht in systematischer Weise dargestellt, so wird Arbeit wieder (stärker) lebensnah als Grundlage der Daseins- und Zukunftsfürsorge (CA 19) entfaltet. Eine damit verbundene Eigentumsordnung (CA 43) sieht die Arbeit mit einer „modernen Betriebswirtschaft" (CA 32) verbunden, um die wirklichen Bedürfnisse des Menschen zu erkennen, zu kultivieren und in eine umfassende „Sozialökologie der Arbeit“ (CA 38) zu implementieren, die eine gelingende Humanökologie erst möglich macht. Wo Arbeit im Zuge der internationalen Arbeitsteilung möglichst viele Menschen in einen sozialen und wirtschaftlichen Teilhabeprozess integriert, kann daraus ein völkerverbindendes Tun erwachsen (CA 27), das eine neue Form sozialer Gerechtigkeit ermöglicht.

Weitere Enzykliken schneiden das Thema Arbeit eher in Einzelaussagen und Querbezügen an und machen in kurzer zeitlicher Kadenz die weiterhin nicht vollständig aufgelöste Ambivalenz der Arbeit zwischen Existenzsicherung und Sinnstiftung greifbar. So verdeutlicht Evangelium vitae (1995), dass der gesellschaftliche „Wert“ eines Menschen nicht von seiner Arbeitsfähigkeit abhängen dürfe. Wo eine Gesellschaft sich ausschließlich an Kriterien der Produktion und der Leistungsfähigkeit orientiert, da entsteht eine „Kultur des Todes“ (EV 64). Erwerbsarbeit und Familienarbeit müssen beispielsweise ergänzend aufeinander abgestimmt sein (EV 90). Darüber hinaus wird Arbeit als Lebensform gesehen, mit der sich der Mensch in der Gesellschaft eingliedert und der Arbeit überdies (sogar) eine eschatologische Perspektive zugesprochen.

Eine neue Perspektive bringt Deus caritas est (2005) ein. Die Enzyklika ordnet einige Aussagen zur Arbeit in den Kontext gesellschaftlicher Strukturen unter Maßgabe von Gerechtigkeit und Liebe ein. Was mit Anklängen zu Rerum Novarum (DC 26) beginnt, wird in Spe salvi (2007) nochmals um eine wieder stärker spirituelle Lesart ergänzt, wenn vom „Adel der Arbeit“ die Rede ist, „den das Christentum vom Judentum geerbt hat“ (SS 15). Im Kontext der Hoffnung wird auch die Arbeit nochmals eigens in ein neues Licht gesetzt, wenn Spe salvi in historischer Relecture den Klassenkampf des 19. Jahrhunderts als treibende Kraft des Fortschrittsglaubens zu einer neuen bürgerlichen Gesellschaft wertet, um sich jedoch (nur) an historischen Positionen abzuarbeiten (SS 20). Ein Fazit lautet sodann: Die Last der Arbeit darf aber niemals lebensfüllend werden, da dann für die Freude und das Miteinander kein Platz mehr ist (SS 33).

Caritas in veritate (2009) nimmt sich in einer wieder stärker eigenständigen Form des Themas Arbeit an. Eine Gesellschaftsordnung, die lokal wie global darauf ausgerichtet ist, den Vorteil „weniger“ auf dem Nachteil „vieler“ aufzubauen, ist eine schuldhafte Gesellschaft. Verarmung und Unterentwicklung (CV 22) sind Folgen struktureller Ungerechtigkeit und soziokultureller Missstände, die angesichts des Umfangs und der Komplexität notwendiger Versorgungsleistungen nicht mehr (ausschließlich) von sozial-karitativen Einrichtungen aufgefangen werden können (CV 25), sondern einer strukturellen Transformation durch eine Stärkung von Arbeiterrechten und Arbeitervereinigungen bedürfen. So, wie die Grenzen im Rahmen einer (globalen) arbeitsteiligen Organisation verschwimmen, so braucht es auch eine neu begrenzte Wirtschaftsordnung, die einer veränderten Arbeitsmobilität aber auch den wachsenden Unsicherheiten bezüglich sich wandelnder Arbeitsbedingungen Rechnung trägt (CV 25). Handlungsleitend werden die Würde der Person und die Erfordernisse der Gerechtigkeit benannt, wonach *„als Priorität weiterhin das Ziel verfolgt* wird, *allen Zugang zur Arbeit zu verschaffen* und für den Erhalt ihrer Arbeitsmöglichkeit zu sorgen" (CV 32). Damit verbindet sich ebenso eine Überwindung der Passivität der Arbeitnehmer im Gegenüber zu automatisierten Mechanismen wie eine Zurückweisung von Mechanismen, die in sozial unverantwortlicher Weise Gewinne umverteilen und den rechtlichen Schutz des Arbeitenden absenken. Gerade in der fortschreitenden Automatisierung sieht die Enzyklika eine Gefährdung menschlicher Kreativität und stellt damit die Korrespondenz zwischen Arbeitsbedingungen, Produktivität und Lebensqualität heraus: *„Der menschliche Preis ist immer auch ein wirtschaftlicher Preis,* und die wirtschaftlichen Mißstände fordern immer auch einen menschlichen Preis" (CV 32). Nachfolgend geht die Enzyklika an vielen Stellen auf unterschiedlichste Aspekte zur Schaffung personal-orientierter Arbeitsangebote, der Verantwortung von Unternehmen, Gesellschaft und Politik und die damit verbundenen grundlegenden sozialen Verhältnisse als Träger gelebter Solidarität ein. Eine thematische Erweiterung erfährt der Begriff „Arbeit" im Plädoyer, Globalisierung als Instrument echter Zusammenarbeit zu nutzen, die sich kritisch von Ideologien und Utopien abgrenzt (CV 53). Daraus erwachsen neue Formen der Entwicklungszusammenarbeit sowie des weltweiten verantwortungsvollen Umgangs mit Arbeitsmigration (CV 63 f.) im Sinne eines umfassenden Gemeinwohls.

Laudato si' (2015) greift im Kontext einer Umweltenzyklika das Moment der schöpfungsgemäßen Arbeit auf, ohne sich dabei in naturrechtliche Begründungszusammenhänge zu verlieren. Der personale Aspekt der Arbeit erschöpft sich dabei nicht in der materialistischen Sicht individueller oder kollektivistischer Existenzsicherung, sondern entfaltet vielmehr eine verantwortungsethische Perspektive, die gerade auch den radikalen Umbruch von Lebens- und Arbeitsrhythmen in den Blick nimmt. Prägend ist dabei eine kontextuelle Erschließung der Arbeit in Bezug auf technologische Neuerungen, die Transformation sozialer Verhältnisse, ausufernde Konsumgewohnheiten und eine wachsende Zersplitterung der Gesellschaft auf geopolitischer wie nationaler Ebene (LS 46). Wesentlich geht es um die rechte Beziehung des Menschen zu der umgebenden Lebenswelt, die dem Menschen gleichermaßen vor- wie auch aufgegeben ist. Darauf gründet die Kernaussage: „Wir sagen, dass ‚der Mensch Urheber, Mittelpunkt und Ziel allen wirtschaftlichen und sozialen Lebens' ist. Wenn jedoch im Menschen die Fähigkeit zu betrachten und zu achten beeinträchtigt wird, entstehen die Voraussetzungen dafür, dass der Sinn der Arbeit entstellt wird. Es ist nützlich, immer daran zu erinnern, dass der Mensch ‚fähig' ist, ‚in eigener Verantwortung sein materielles Wohl, seinen sittlichen Fortschritt, seine geistige Entfaltung in die Hand zu nehmen'. Die Arbeit sollte der Bereich dieser vielseitigen persönlichen Entfaltung sein, wo viele Dimensionen des Lebens ins Spiel kommen" (LS 127). So wird auch hier das unternehmerische Tun als „edle Berufung" hervorgehoben, die jedoch wesentlich darauf ausgerichtet sein muss, das Gemeinwohl, etwa durch die Schaffung von Arbeitsplätzen, eine sichere Versorgung mit lebenswichtigen Gütern etc., zu fördern (LS 129 u. a.). Dazu braucht es jedoch einer neuen ganzheitlichen Humanökologie, die sich interdisziplinär mit den Bedingungen für ein gelingendes gesellschaftliches (Zusammen)Leben befasst, sowohl für die jetzige wie auch für die zukünftigen Generationen (LS 155–159), und die sich kritisch vom „effizienzorientierten Paradigma der Technokratie" (LS 189) abgrenzt.

Fratelli tutti (2020) greift erneut das Bild der Humanökologie auf und bindet das Thema „Arbeit" in den Kontext gelingender Lebensentwürfe ein. Arbeit wird im Geiste einer Teilhabegerechtigkeit auf diese Weise mit einer Vielzahl gesellschaftlicher Herausforderungen wie Armut, sozialer Ausgrenzung, der Missachtung von Menschenrechten, wirtschaftlichen und politischen Abhängigkeiten bis hin zu (Bürger)kriegen in Verbindung gebracht. Menschenwürdige Arbeit wird dabei im Sinne einer gemeinwohlorientierten Hermeneutik zum Symbol einer gelungenen Solidarität, wo das Miteinander nicht auf ein „Minimum an universalem Bewusstsein und an gegenseitiger Fürsorge" (FT 117) begrenzt ist. Wesentlich damit verbunden ist auch die Notwendigkeit, die soziale Funktion des Eigentums neu zu denken (FT 118–128) und allen Menschen einen Lebensraum zu ermöglichen, der offen ist für den kulturellen Reichtum unterschiedlichster Lebens- und Gesellschaftsformen und die Voraussetzung zum persönlichen Wachstum als Mensch schafft (FT 162). Handlungskontext einer gelingenden Solidarität ist eine bürgerliche rechtsstaatliche Organisation (FT 164), die bewusst eine gesellschaftliche, politische und wirtschaftliche Partizipation möglichst aller sozialer Gruppen intendiert (FT 169). Dies betrifft nationalökonomische ebenso wie internationale Prozesse und Entwicklungen und lässt sich summarisch in einem Plädoyer für Dialog und soziale Freundschaft zusammenfassen: „Der soziale Frieden erfordert harte Arbeit, Handarbeit. [...] Worauf es ankommt, ist, *Prozesse* der Begegnung in Gang zu setzen, Prozesse, die ein Volk aufbauen, das die Unterschiede in sich aufnimmt" (FT 217). Damit fordert die Enzyklika nicht weniger als ein echtes „Handwerk des Friedens" (FT 228).

Die wenigen hier nur exemplarisch angestoßenen Aspekte zur Arbeit in den Sozialenzykliken der Katholischen Kirche lassen sich weder schlicht auf eine unmittelbare Summe noch auf ein einzelnes handlungsethisches Regulativ engführen. Und dennoch kann im Geiste einer Theologie der Arbeit zumindest ein sensorisches Voraus bestimmt werden, insofern die Sozialtradition der Kirche wesentlich in einer induktiven Theologie gründet. Hierzu stellt Ansgar Kreutzer fest: „Mit einer solch *induktiven* Theologie, die bewusst von den realen Lebenswelten der Menschen ausgeht, behält das Projekt einer Theologie der Arbeit eine stete Flexibilität. Eine theologische Rede über die Arbeit kann nicht aus Bibel oder Tradition deduktiv und für alle Zeiten abgeleitet werden, sondern muss – sozusagen als ‚Theologie von unten' – an neuen sozialen Herausforderungen immer wieder neu modelliert werden."[55] Sucht man vor diesem Hintergrund die vorgenannten Inhalte im Sinne einer zeitgemäßen Theologie der Arbeit zusammenzuführen, so lassen sich zumindest drei grundlegende Ansätze nennen:[56]

- Es braucht eine anthropozentrische Perspektive, die den Primat der Person in jeder Form von Arbeit wahrt.
- Es braucht eine gesellschaftspolitische Perspektive, die Arbeit als zentrales Instrument zur Lösung von gesellschaftlichen Problemen und ungerechten Strukturen versteht.
- Es braucht eine Perspektive der Nachhaltigkeit, die Arbeit in den Kontext ganzheitlicher ökonomischer und ökologischer Prozesse in eine syn- wie diachrone Betrachtung stellt.

[55] Kreutzer, Arbeit und Muße, 21.

[56] Die Darstellung greift die Ausführungen auf von Sailer-Pfister, Theologie der Arbeit, 93.

Mit wachsender gesellschaftlicher Ausdifferenzierung, besonders im Übergang von der Ständegesellschaft zur industrialen Gesellschaft[57] und später zur Dienstleistungsgesellschaft sowie gegenwärtig zur digitalen Gesellschaft, kommt es zunehmend zu einer Entflechtung von Arbeit und sozialer Ordnung. Das haben auch die Schwerpunktsetzung der vorausgehend dargestellten Sozialenzykliken deutlich gemacht. Nicht zuletzt wird, mit der Möglichkeit zur freien Wahl von Beruf und – durch verbesserte wirtschaftliche Bedingungen – auch des Lebensstandes, Arbeit zum Katalysator individueller Lebensentwürfe und gesellschaftlicher Interaktionsräume.

Darüber hinaus, auch das haben die Enzykliken, spätestens mit der beginnenden Hochphase der Globalisierung ab den 1990er Jahren gezeigt, vollzieht sich auch in einer hochdifferenzierten Gesellschaft kein vollständiger Bruch von Berufs- und Lebensbiografien, gerade weil Menschen sich mit ihrer Arbeit nach Möglichkeit auch weiterhin identifizieren wollen. Arbeit ist der Ort, an dem persönliche Entfaltung und soziale Bezogenheit auch heute immer noch zusammenkommen. Dies lässt sich auch im intergenerationalen Vergleich der aktuell erwerbstätigen Bevölkerung am Beispiel des deutschen Arbeitsmarkts aufzeigen. Ausschnitthaft sei dazu das Verhältnis von Work-Life-Balance und sozialer Teilhabe in den Blick genommen.

2. Work-Life Balance und soziale Teilhabe – eine Frage der Generationen?

Bereits der Begriff Work-Life-Balance ist generational eingefärbt und stärker der Generation X (1965–1979) zuzuordnen, die im sozialgesellschaftlichen/wissenschaftlichen Diskurs aktuell (noch) sprachprägend ist. Das Bundesministerium für Familie, Senioren, Frauen und Jugend (BMFSFJ) hält dazu fast schon paradigmatisch fest: „Work-Life-Balance bedeutet eine neue, intelligente Verzahnung von Arbeits- und Privatleben vor dem Hintergrund einer veränderten und sich dynamisch verändernden Arbeits- und Lebenswelt. Betriebliche Work-Life-Balance-Maßnahmen zielen darauf ab, erfolgreiche Berufsbiographien unter Rücksichtnahme auf private, soziale, kulturelle und gesundheitliche Erfordernisse zu ermöglichen. Ein

[57] Schulz, Günther (Hg.), Von der Landwirtschaft zur Industrie. Wirtschaftlicher und gesellschaftlicher Wandel im 19. und 20. Jahrhundert, Paderborn / München / Wien / Zürich 1996.

ganz zentraler Aspekt in dieser grundsätzlichen Perspektive ist die Balance von Familie und Beruf. Integrierte Work-Life-Balance-Konzepte beinhalten bedarfsspezifisch ausgestaltete Arbeitszeitmodelle, eine angepasste Arbeitsorganisation, Modelle zur Flexibilisierung des Arbeitsortes wie Telearbeit, Führungsrichtlinien sowie weitere unterstützende und gesundheitspräventive Leistungen für die Beschäftigten."[58]

Doch kann eine Work-Life-Balance nicht in erster Linie ein Wirtschaftsthema sein, das Arbeit und Privatleben möglichst optimiert verbindet, um in der Bilanz den größten wirtschaftlichen Output zu generieren, wenn etwa Familienpausen und Pflegezeiten um die Belange von Unternehmen und persönlicher Leistungsfähigkeit geplant werden, mit dem Ziel, das „Humanvermögen" lange zu nutzen. Dem ist ein Verständnis entgegenzuhalten, das weniger durch eine Überwindung von Antagonismen oder bestenfalls einer generischen Kopplung im Dienste der Effizienzsteigerung geprägt ist, als vielmehr von einer Annahme der wechselseitigen Wesenswirklichkeit. Berufsleben- und Privatleben sind nicht länger scharf getrennte Zeiten im Laufe des Tages bzw. der Woche. Spätestens mit einer Flexibilisierung der Arbeitszeiten, dem starken Bedeutungszuwachs von Home Office, der Zunahme an digitalen Arbeitsformen und den zugleich wachsenden Dienstleitungen von Gesundheitsangeboten und Kinderbetreuung am Arbeitsplatz kommt es zu einer zunehmenden Verflechtung der jeweiligen Bereiche. Eine Work-Life-Integration[59] stellt folgerichtig den notwendigen nächsten Schritt dar, insofern sich auch „soziale Teilhabe" wesentlich durch Integration und Vernetzung und weniger durch Abgrenzung bestimmen lässt.

Wer sich – vernetzend dazu – um eine Definition des streckenweise deutungsoffenen Begriffs „Soziale Teilhabe" bemüht, kann unterschiedliche Zugänge wählen. Wer etwa den Blick auf die soziale Teilhabe von Menschen mit körperlichen und /oder geistigen Beeinträchtigungen am Erwerbs- und Gesellschaftsleben richtet, stößt dazu auf die Erläuterungen des Caritasverbandes: „Soziale Teilhabe meint teilhaben am Leben in der Gemeinschaft. Das umfasst u. a. das politische Leben, kulturelle Aktivitäten sowie bezahlte und unbezahlte Arbeit. Es ist kein einmal erreichter, fester Zustand. Soziale

[58] Bundesministerium für Familie, Senioren, Frauen und Jugend, Work. Life. Balance. Motor für wirtschaftliches Wachstum und gesellschaftliche Stabilität. Analyse der volkswirtschaftlichen Effekte – Zusammenfassung der Ergebnisse, Berlin 2005, 4.

[59] Busold, Matthias; Husten, Marc, Work-Life-Integration. Die neue Arbeitsweise und ihre Implikationen für die Wirtschaft und Gesellschaft, Wiesbaden 2021.

Teilhabe ist vielmehr ein vielschichtiger, verzahnter und hochgradig dynamischer Prozess, der in unterschiedlichen Gesellschaftsbereichen immer wieder veränderte Schwerpunkte findet."[60] Das Bundesteilhabegesetz nimmt mit Leistungen zur Sozialen Teilhabe (§ 76 SBG IX) wesentlich Menschen mit einer Behinderung und oder von Behinderung bedrohte Menschen in den Blick, um diese zu „einer gleichberechtigen Teilhabe am Leben in der Gemeinschaft zu befähigen". Entsprechend weit ist der Umfang der Leistungen zu einer selbstbestimmten und eigenständigen Bewältigung des Alltags (§§ 77–85 SBG IX).

Eine andere Perspektive erschließt sich dort, wo keine körperlichen und oder kognitiven Einschränkungen Menschen in ihrer Lebensgestaltung beeinträchtigen, sondern wo die soziokulturelle und damit oftmals verbundene wirtschaftliche Situation Personen marginalisiert. Die nationale Armutskonferenz schreibt zum Verständnis von sozialer Teilhabe und menschenwürdiger Existenz: „Soziale Teilhabe bedeutet gleichberechtigten Zugang zum gesellschaftlichen Leben. Die Arbeitsmarktpolitik kann einen Beitrag zur sozialen Teilhabe leisten. Daneben gibt es aber noch andere ebenso bedeutende Bedarfe der sozialen Teilhabe. Armut bedeutet mehr, als wenig Geld zu haben. Sie äußert sich in einem umfassenden Mangel an gesellschaftlichen Teilhabemöglichkeiten und vielfältigen Formen der Diskriminierung. Das Leben der Betroffenen ist vom Kampf gegen einen weiteren sozialen Abstieg und fortschreitende soziale Ausgrenzung geprägt."[61]

Die Handlungsfelder sozialer Teilhabe sind entsprechend weit und scheinen auf den ersten Blick ein Sammelsurium gesellschaftlicher Herausforderungen darzustellen, bei dem es nicht allein bzw. vorrangig um die Vereinbarkeit von herausfordernder Arbeit und privater Lebenszeit mit Freunden und Familien, sondern im Gegenzug überhaupt um eine Teilhabe am Erwerbs- und Sozialleben innerhalb einer Gemeinschaft geht. Doch wird bereits auf den zweiten Blick deutlich, wie eng hier z. T. die Grenzen verlaufen, wenn eine Entscheidung zu Gunsten der Familie immer auch eine wirtschaftliche Entscheidung bedeutet und damit die Förderung von sozialer Teilhabe gesamtgesellschaftlich also nur multidimensional gesehen

[60] https://www.cbp.caritas.de/themen/soziale-teilhabe/soziale-teilhabe [zuletzt abgerufen am 01. 03. 2024].

[61] https://www.nationale-armutskonferenz.de/wp-content/uploads/2017/08/NAK-soziale-Teilhabe-und-menschenw%C3 %BCrdiges-Existenzminimum.pdf [zuletzt abgerufen am 01. 03. 2024].

werden kann. Im Vorfeld verbietet sich eine Fixierung auf einzelne isolierte Gesellschaftsgruppen, stattdessen muss die Wechselwirkung von wirtschaftlichen auf soziale Bedingungen und umgekehrt im Sinne gesamtgesellschaftlicher Verantwortung berücksichtigt werden. Dies betrifft auch potenzielle intergenerationale Herausforderungen.

So erschließt sich eine ganz eigene Perspektive in der Verbindung von Work-Life-Balance und Sozialer Teilhabe angesichts des Zugangs unterschiedlicher Generationen zum Arbeitsmarkt und dem damit verbundenen „Arbeitsethos" bzw. der jeweiligen Bestimmung von „sinnstiftender Arbeit".

Auch wenn die „Generationen" in der Literatur keine zwingend einheitliche Lesart aufweisen[62], ermöglicht diese doch ein Clustern, die gleichsam Kennzeichen wie sozialgesellschaftliche Herausforderungen und Entwicklungen paradigmatisch hervorhebt.[63] Damit wird zugleich ein Vergemeinschaftungselement geschaffen, dass über andere oftmals sozialgesellschaftlich relevante Faktoren wie Geschlecht, Nationalität, Hautfarbe und kulturellen Background hinausgeht und die Erkenntnisgrundlage für strukturelle wie multimodale Transformationsprozesse der Sozialgesellschaft bietet, ohne dabei allein auf den Faktor Alter reduziert werden zu können.

Folgt man aktuellen Studien, so bieten sich heute mehr Möglichkeiten denn je, die eigene Erwerbsbiografie, private Lebensentwürfe und ein sozialgesellschaftliches Engagement miteinander zu verbinden. „Der Einstieg in den Arbeitsmarkt ist für junge Menschen in den meisten Regionen und Branchen deutlich einfacher geworden. Hier wirkt sich die niedrige Geburtenrate aus, und Jugendliche wissen heute sehr genau, dass sie gebraucht werden. Die große Generation der Babyboomer, die heute 50 bis 65 Jahre alten Menschen, verlässt allmählich das Arbeitsleben. Die nach 2000 Geborenen stellen zusammen etwa fünfzehn Millionen Personen, rund 18 Prozent der deutschen Bevölkerung […]."[64] Ausbildungs- und Arbeitsmarkt haben sich verändert: „Aufgrund der hervorragenden Perspektive für Ausbildung und Beruf steht der Großteil der heutigen jungen

[62] Vgl. dazu auch weitergehend Klafke, Martin (Hg.), Generationen-Management. Konzepte, Instrumente, Good-Practice-Ansätze, Wiesbaden 2014.

[63] Grundlegend dazu ist die Publikation von Coupland, Douglas, Generation X – tales for an accelerated culture, St. Martin's Publishing Group 1991.

[64] Albert, Mathias; Hurrelmann, Klaus; Quenzel, Gudrun, Jugend 2019: Zwischen Politisierung und Polarisierung, in: Shell Deutschland Holding (Hg.), Jugend 2019. Eine Generation meldet sich zu Wort, Weinheim 2019, 35–46, hier: 38.

Generation nicht so stark unter Leistungsdruck wie die Vorgängergeneration. Es ist für diese nicht mehr ganz so wichtig, einen möglichst ausgezeichneten Schulabschluss zu erreichen."[65]

Wo eine gute Ausbildung und ein entsprechender Bedarf am Arbeitsmarkt zusammenkommen, sind die Chancen für einen ansprechenden Arbeitsplatz hoch. Qualifizierte (junge) Mitarbeitende werden damit zu umworbenen Anbietern ihrer eigenen Arbeitskraft am Markt. Im Umkehrschluss bedeutet dies aber auch, dass der Markt für weniger gut ausgebildete junge Menschen mit niedrigem Schulabschluss bzw. ohne Schulabschluss entsprechend schwierig wird. Als Bildungsverlierer wirkt dies oftmals verstärkend für den Kreis der Marginalisierten – gerade auch generationsübergreifend.

Die für den heutigen Arbeitsmarkt wesentlichen Generationen X, Y und Z seien nachfolgend kurz skizziert. Ihnen allen eignet grundsätzlich ein Pragmatismus in der Verhältnisbestimmung von Erwerbstätigkeit/Arbeit und Leben, der jedoch nicht nur im Inhalt, sondern bisweilen auch im Vorzeichen variiert.

2.1 Generationen im Vergleich – Arbeit als Unterscheidungsfaktor?

„Alle bisherigen Shell Jugendstudien zeigen, wie stark Einstellungen und Mentalitäten der jungen Generation von den wirtschaftlichen, sozialen, kulturellen, ökologischen und technischen Lebensbedingungen geprägt werden. Die […] drei Shell Jugendstudien von 2006, 2010 und 2015 porträtieren eine junge Generation, die ihre Jugendzeit maßgeblich in einer Periode ökonomischer, politischer und ökologischer Krisen verbrachte"[66], zugleich aber in Deutschland immer noch von einem im internationalen Vergleich stabilen soziokulturellen Umfeld umgeben war. Mathias Albert et. al. weisen darauf hin: „Es ist äußerst schwierig, die Vielfalt der Lebenslagen einer Generation in einem Begriff abzubilden. Auch ist es fast unmöglich, den Übergang von wirtschaftlichen, politischen, kulturellen, ökologischen und technischen Lebensbedingungen genau zu terminieren."[67] Doch erweist sich eine generationsbezogene Abgrenzung, auch wenn die Grenzen zwischen den Generationen bedingt durch gesellschaftliche Milieus, Bildungsbiografie und persönliche Interessen fließend ver-

[65] Ebd., 44.
[66] Ebd., 36.
[67] Ebd., 44.

laufen, gerade mit Blick auf wichtige sozialgesellschaftliche Transformationsprozesse, als wichtige Orientierungshilfe. Das betrifft Fragen der Altersteilzeitregelungen ebenso wie eine fortschreitende Digitalisierung und reicht bis hin zu Konzepten von Jobsharing und Coworking.[68] „New Work"[69] zeugt von einem neuen Verständnis der Arbeit in Zeiten der Globalisierung und Digitalisierung. Hier treffen Freiheit, Selbständigkeit und Gemeinschaft aufeinander, die nicht nur flexiblere Arbeitsstrukturen, sondern insgesamt eine neue Kultur der Arbeit begründen. Dem liegt ein Veränderungsprozess zu Grunde, der deutlich macht, dass „in den letzten Jahren die formalen Anforderungen an Berufstätige ebenso wie die Bildungsaspirationen großer Teile der jungen Generation weiter gestiegen [sind/I.P.]. […]. Sowohl für den individuellen Statuserwerb als auch für den intergenerationalen Statuserhalt müssen heute mehr Zeit und Aufwand in Bildung investiert werden […]. Diese Bildungsanforderungen setzen viele Jugendliche nicht nur erheblich unter Druck, sondern sie erzeugen bei ihnen durchaus Unsicherheit, ob sich die erworbenen Titel und Qualifikationen auch für den gewünschten Zweck erfolgreich einsetzen lassen."[70]

Die damit verbundene Dynamisierung am Arbeitsmarkt in der Ungleichförmigkeit von Fachkräftemangel und einer gleichzeitigen Notwendigkeit fortschreitender Qualifizierung erfasst alle berufstätigen Generationen – erfährt jedoch generationsbezogen unterschiedlichste Antworten.

2.1.1 Generation X

Die Generation X[71] (ca. 1965–1979) lässt sich mit Stichworten beschreiben, die Zeugnis von einem soziokulturellen Wandel in direkter Abgrenzung zur Nachkriegsgeneration geben. Im Wirtschaftswunder Deutschland geboren, erfährt die Generation X einen wachsenden

---

[68] Eine zukunftsweisende Perspektive gibt Helmold, Marc, New Work, Transformational and Virtual Leadership. Lessons from COVID-19 and Other Crisis, Cham 2021.

[69] Mehr Flexibilität, weniger Hierarchie und mehr Beteiligungen an Entscheidungen sind die Schlagworte einer Entwicklung, die das Potenzial zu einem echten Kulturwandel als Gegenentwurf zu tradierten Ansätzen kapitalistischer Lohnarbeit mitbringt. Einige empirische Zugänge zum Thema „New Work" bietet Jobst-Jürgens, Vanessa, New Work. Was relevante Arbeitnehmergruppen im Job wirklich wollen – eine empirische Betrachtung, Wiesbaden 2020.

[70] Albert; Hurrelmann; Quenzel, Jugend 2019, 37.

[71] Der Name Generation X geht auf den gleichlautenden Roman zurück Coupland, Dennis, Generation X.

Wohlstand nach Jahren der Entbehrung ihrer Eltern. Technologische Entwicklungen wie der erste Gebrauch von Computern, eine wachsende Scheidungsrate sowie ein neues Verständnis in der reproduktiven Selbstbestimmung (Antibabypille) gestalten die Lebenswelt. Prägend sind ein starker Individualismus sowie die Suche nach Sinn in der eigenen Tätigkeit, eine ausgewogene Work-Life-Balance, die Arbeit wesentlich als (sinnvolle) Lebensgrundlage versteht.[72] Mitgliedern dieser Generation wird oftmals ein ausgeprägtes Sicherheitsbedürfnis, verbunden mit einem hohen Konsumverhalten zugeschrieben und ein stark wirtschaftliches Agieren, getragen von persönlichen Karrierewünschen. Prägend für diese Generation sind auch Erfahrungen von Auf- und Abschwüngen des Arbeitsmarktes, das Platzen der New-Economy-Base Ende der 1990er Jahre, Lohnsteigerungen ebenso wie Arbeitslosigkeit. Daniela Eberhardt hält dazu fest: „Zu ihren Erfahrungen beim Eintritt in das Arbeitsleben gehört die Arbeit mit verschiedenen Formen der Gruppenarbeit, wie Qualitätszirkel, Projektarbeitsgruppen oder auch teilautonome Arbeitsgruppen. Sie arbeiten zunehmend in einer Dienstleistungs- und Wissensgesellschaft, das lebenslange Lernen gewinnt an Bedeutung und ist für den Berufsalltag notwendig. [...] Diese Generation ist gut ausgebildet und teilweise schon international ausgerichtet. [...] Insgesamt gründen sie ihre eigene Familie später als die vorherigen Generationen und gelten im Berufsleben bis zur Familiengründung als sehr zielstrebig."[73]

2.1.2 Generation Y

Die Generation Y oder Millennials (ca. 1980–1995) ist gekennzeichnet durch einen weiter gewachsenen Wohlstand, durch das (vermeintliche) Ende des Systemkampfes zwischen Kapitalismus und Sozialismus (1989) und einen hohen Zugewinn an persönlicher Freiheit. Der Gebrauch digitaler Medien ist selbstverständlich und prägt nachdrücklich auch die eigene Kommunikationskultur. „Wandel und Veränderung ist für sie normal, sie schätzen die Vereinbarkeit von Lebensbereichen und empfinden den klassischen, hierarchischen

---

[72] Einen kompakten Überblick zu gängigen Generationeneinteilung und ihren Kennzeichen bietet, Maas, Rüdiger, Neueste Generationenforschung in ökonomischer Perspektive. Reichen Generation X, Y, Z zur Beschreibung der Wirklichkeit aus?, Stuttgart 2022, bes. 14–21.

[73] Eberhardt, Daniela, Generationen zusammen führen. Mit Millenials, Generation X und Babyboomern die Arbeitswelt gestalten, Freiburg 2016, 40.

Aufstieg als nicht attraktiv."[74] Zugleich kennzeichnet diese Generation auch die Erfahrung von Globalisierung und Unsicherheiten im Umbruch von Wirtschafts- und Produktionsformen. Gute Ausbildung und vielfältige Optionen formen ein Selbstbewusstsein, dass im Ringen um Fachkräfte zunehmend die Perspektive auf den Arbeitgeber richtet, attraktive Angebote für gegenwärtige und zukünftige Arbeitnehmer entwickeln zu müssen. Flexiblere Arbeitsformen und persönliche Entfaltung stehen höher im Kurs als Stabilität und berufliche Aufstiegsperspektiven. Das Leben erhält Vorrang vor der Arbeit, wobei jedoch weniger hedonistische Beweggründe als der Wunsch nach einer sinnvollen Gestaltung der Lebenszeit im Vordergrund steht.[75]

2.1.3 Generation Z

Die Generation Z (1996–2010) ist sich des Wohlstands ihrer Generation bewusst und fürchtet einen entsprechenden Verlust. Mit dem neuen Jahrtausend wächst eine Krisenhaftigkeit (Terroranschläge, Finanz- und Immobilienkrise, Umweltkrise), mit der bis dato unbekannte Unsicherheiten und neue Ängsten einhergehen. Die intensive Nutzung sozialer Medien prägt das eigene Leben und ist wesentlich für Freundschaft und Beziehung wie auch für Selbstwahrnehmung und Sinnfragen.

Die Generation Z kommt nun zunehmend im Erwerbsleben an und gilt als qualifiziert und in besonderem Maße flexibel, legt zugleich aber auch hohe Ansprüche an den Arbeitgeber, was nicht zuletzt zu einer hohen Wechselbereitschaft bei Unzufriedenheit im Job führt. Ein gutes Gehalt spielt neben einer Reduktion von Stressfaktoren ebenso eine Rolle wie die (allgemeine) Zufriedenheit mit dem jeweiligen Beruf. Kommunikation muss auf Augenhöhe erfolgen, Hierarchien werden abgelehnt.

In besonderer Weise wird die hohe Ambivalenz einer Generation spürbar, die sich nicht (mehr) in ein homogenes Mindset fassen lässt. „Die Generation Z ist vieles, vor allem aber ist sie eine Generation der Extreme. So bewegt sie sich zwischen dem Image als Systemsprenger […], weil sie die Gesellschaft verändert, und ebenso dem als Snow-

[74] Ebd., 42.

[75] Einen kompakten Überblick bieten die Darstellungen unter https://simon-schnetzer.com/generation-y/ [zuletzt abgerufen am 01. 03. 2024].

flake, weil ihr nachgesagt wird, wenig belastbar zu sein."[76] Mehr noch erwächst diese Generation als unmittelbare Folge der mehr oder weniger gelungenen Integration von Erwerbs- und Privatleben der Generation X, ihrer Fürsorglichkeit und Lebenseinstellungen, die in der Generation Z ein unmittelbares Echo hinsichtlich der Verbindung von Work-Life-Balance und sozialer Teilhabe hervorruft. „Das Ziel der Generation Z ist vielmehr eine Symbiose von Arbeit und Erfüllung, die ihr in mehrfacher Hinsicht eine gute Lebensqualität ermöglicht. Für die Gen Z gehören Schwierigkeiten zum Leben, schließlich haben ihre Vertreter:innen bereits Krisen u. a. durch Pandemie und Krieg bewältigen müssen. Dennoch lassen sie sich in ihrem Streben nach Freude und Wohlbefinden, nach einer mit dem Leben zu vereinbarenden Karriere und Lebensqualität nicht beirren. So sind sie durchaus (und trotz der großen Zahl an Vakanzen) hoch motiviert, eine passende Arbeitsstelle zu finden, die den eigenen Vorstellungen entspricht."[77]

Bemüht man sich um eine diachrone Lesart der vorgenannten Generationen, im Sinne einer Genese von Arbeit als Erwerbsgrundlage zu einem Instrument sozialer Teilhabe, so kann insgesamt für die Generation Y und Z ein differenziertes und zumeist selbstbestimmtes Verhältnis von Erwerbsarbeit und Freizeit ausgemacht werden, ohne in Pauschalisierungen wie „Null-Bock-Mentalität" oder „Hedonismus" abzugleiten. Daten der Shell-Jugendstudien (2015, 2019) legen nahe, dass die Zuverlässigkeit eines sicheren Arbeitsplatzes weiterhin hoch im Kurs steht. „Den meisten Jugendlichen geht es dabei eindeutig nicht allein um die materiellen Aspekte der eigenen Erwerbstätigkeit. Sie wünschen sich vielmehr ihre Berufstätigkeit als sinnvoll und erfüllend zu erleben. […] Im Vergleich zu 2015 wollen mehr Jugendliche im Beruf etwas leisten [88 % zu 55 % /I.P.]. Im Gegenzug hat bei jungen Menschen die Bedeutung, etwas Nützliches für die Gesellschaft zu tun, von 2015 (84 %) bis 2019 (67 %) deutlich abgenommen."[78] Nahezu unverändert ist die Bedeutung, neben dem Beruf genügend Freizeit zu haben 85 % (2019) zu 88 % (2015).[79] Ebenso findet sich hier auch eine gesteigerte Sensibilität für die zeitlichen

[76] Terstiege, Meike, Die DNA der Generation Z – der direkte Weg in ihr Mindset. Warum sie so special sind – ein Marketingbuch für Praktiker, Freiburg 2023, 17.

[77] Ebd., 21.

[78] Leven, Ingo; Hurrelmann, Klaus; Quenzel, Gudrun, Beruf und Karriere: Im Falle des Falls zählt die Sicherheit am Arbeitsplatz, in: Shell Deutschland Holding (Hg.), Jugend 2019. Eine Generation meldet sich zu Wort, Weinheim 2019, 187–211, hier: 189.

[79] Vgl. ebd.

Belange der Familie, wonach die Bedeutung der Vereinbarkeit von Familie und Beruf leicht gewachsen ist 68 % (2019) zu 60 % (2015).

Bei aller gewünschten Signifikanz von Daten und Studien sind diese aber auch immer nur Momentaufnahmen aktueller gesellschaftlicher Entwicklungen und zunehmend abhängig von umgreifenden zeitgeschichtlichen Herausforderungen (Wirtschaftskrisen, globale politische Stabilität, ökologische Gefahren etc.). Versucht man die zuvor angeklungenen Kennzeichen zusammen mit den Inhalten der Sozialenzykliken für eine Theologie der Arbeit fruchtbar zu machen, so empfiehlt sich eine perspektivische Ergänzung der Arbeit als eines gesellschaftlichen Grundvollzugs.

2.2 Arbeit als gesellschaftlicher Grundvollzug

„Ist in der modernen Gesellschaft von Arbeit die Rede ereignet sich automatisch eine semantische Gleichsetzung von Arbeit und Erwerbsarbeit und damit einhergehend eine Reduzierung […]. Als Gegenbegriff wird meist der Begriff Freizeit gebraucht, der oft unterteilt wird in autonome Tätigkeiten, d.h. Tätigkeiten, die Selbstzweck sind […] und Eigenarbeit, d.h. Produktion von Gebrauchswerten für den Eigenbedarf. Häufig wird noch die Kategorie der Nichterwerbsarbeit ergänzt. Dazu zählt ehrenamtliche Arbeit […] sowie Haus- und Familienarbeit."[80] Der Erwerbsarbeit kommt im gesellschaftlichen Kontext ein konstitutionelles Moment zu, dem es mit Blick auf die Bedeutungsvielfalt des Arbeitsbegriffs an einem kritischen Potenzial mangelt, so Sonja Sailer-Pfister.[81]

Gerade weil der Arbeitsbegriff in vielen Epochen der Menschheitsgeschichte immer wieder einem radikalen Wandel unterworfen war[82] und somit nicht einfach zwischen unfreier und freier Arbeit verortet werden kann, muss die bis heute in vielen Lebensbereichen weiterhin bestehende funktionale Sichtweise der Arbeit durchbrochen werden. Dies erweist sich gerade dort als Herausforderung, wo Strukturveränderungen von Form und Inhalt der Arbeit mit existenziellen Einschnitten einhergehen. Innovationszyklen und Wettbewerbsdruck, veränderte Nachfrage nach Produkten und Dienstleistungen und variierende Ansprüche an den Umfang und die Art

[80] Sailer-Pfister, Theologie der Arbeit, 26.
[81] Ebd.
[82] Vgl. exemplarisch Kap. 1.1 und 1.2.

der Arbeitskraft führen, nicht zuletzt im Zuge einer fortschreitenden Digitalisierung, im hohen Maße zu sozialen Disparitäten und gesamtgesellschaftlichen Herausforderungen. „Durch immer größere und bedeutendere Strukturbrüche erfahren immer mehr Menschen, dass sie fehl am Platz sind, weil ihre Qualifikationen nicht mehr gefragt sind. Schnelle Wanderung des Kapitals, erzwungene Prozess- und Produktinnovationen, Verkürzung von Produktzyklen, schnellere Umsetzung von wissenschaftlichen Erkenntnissen und der weltweite Aktionsradius von Unternehmen erzeugen immer schnellere Umbrüche auf dem Arbeitsmarkt und machen das prekäre Arbeitsverhältnis zur Massenerscheinung."[83]

Dabei wandelt sich nicht nur das klassische Verständnis von Land, Kapital und Arbeit im Sinne herkömmlicher Produktionsfaktoren, vielmehr kommt es zur Entwicklung „neuer" Produktionsfaktoren wie „intellectual capital"[84], um die zukünftige Leistungsfähigkeit von Organisationen sicherzustellen. Hier zeigt sich der neue Anspruch der „Wissensarbeit". Diese „Tätigkeiten (Kommunikation, Transaktion, Interaktion) [sind/I.P.] dadurch gekennzeichnet [...], daß das erforderliche Wissen nicht einmal im Leben durch Erfahrung, Initiation, Lehre, Fachausbildung oder Professionalisierung erworben und dann angewendet wird. Vielmehr erfordert Wissensarbeit, [...] daß das relevante Wissen (1) kontinuierlich revidiert, (2) permanent als verbesserungsfähig angesehen, (3) prinzipiell nicht als Wahrheit, sondern als Ressource betrachtet wird und (4) untrennbar mit Nichtwissen gekoppelt ist, so daß mit Wissensarbeit spezifische Risiken verbunden sind."[85] Wissen wird hier als personaltransformativer Faktor konturiert, der damit auch eine strukturelle Veränderung von Arbeit begründet. Arbeit als Faktor sozialer Teilhabe geht mit der Fähigkeit einher, sich immer wieder neu kontextuelles Wissen zu erschließen und so Teil einer Gesellschaft in Transformation zu sein.[86] In der Praxis reicht dies neben rechtlichen, wirtschaftlichen und genuin berufsspezifischen Anforderungen über die Fähigkeit zur Nut-

[83] Sailer-Pfister, Theologie der Arbeit, 354.

[84] Einen Einblick bieten Shabaz, Muhammad; Mubarik, Muhammas Shujaat; Mahmood, Tarique (Eds.), The Dynamics of Intellectual Capital in Current Era, Singapore 2021.

[85] Willke, Helmut, Organisierte Wissensarbeit, in: Zeitschrift für Soziologie 27 (3/1998) 161–177, hier: 161.

[86] Zum Verhältnis von Wirtschaft und Gesellschaft im Kontext fortschreitender Transformation vgl. auch Pechlaner, Harald; Habicher, Daria; Innerhofer, Elisa (Hg.), Transformation und Wachstum. Alternative Formen des Zusammenspiels von Wirtschaft und Gesellschaft, Wiesbaden 2021.

zung digitaler Kommunikations- und Arbeitsformen, die spätestens seit der Pandemie 2020 die Bildungs- und Arbeitswelt nachhaltig verändert haben, bis hin zu persönlichen Copingstrategien im Umgang mit eigenen Ansprüchen und wechselnden gesellschaftlichen Herausforderungen in der Vereinbarkeit von Familien- und Erwerbsarbeit.

In diesem Kontext zeigt sich: Arbeit ist folglich mehr als (nur) ein fundamentaler Leistungsfaktor, der zur Legitimierung von Eigentum herangezogen werden kann und der zugleich dem „wertschaffenden" Mitglied der Gesellschaft Auskunft über den je individuellen Beitrag und damit (seinen/ihren) Anteil am volkswirtschaftlichen Wohlstand gibt.[87] Arbeit ist auch mehr als ein Maßstab, der sich, analog zum Geld, in der Vergleichbarkeit des Tauschwertes von Waren erschöpft. Arbeit ist vielmehr ein Gestaltungsraum von Lebensmöglichkeiten, eine (selbstbestimmte) Teilhabe am Sozialen in der Vielzahl seiner Facetten. Dies trifft insbesondere für Handlungsfelder und Akteursgruppen zu, die mit einem rasch fortschreitenden Wissen konfrontiert sind (technische Berufe, Wissenschaft und Forschung, Medien u. a.) und sich in einer Systemumwelt mit hoher Eigendynamik (Finanzmärkte, Internationaler Handel, vernetzte Versorgungsstrukturen) bewegen, ebenso aber auch mit hohen kontextuellen Fluktuationen und Fortschreibungen zu tun haben (Politik, Recht, Bildung und Wissensmanagement). So fordern selbst alltägliche Aufgaben von den „gewöhnlichen" Anwendern eine kontinuierliche Fortschreibung von Kompetenzen, z. B. in der zielführenden Nutzung von IT-gestützter Soft- und Hardware.

Die vorgenannten unterschiedlichen Entwicklungen verbindet letztlich eine Dezentralisierung der traditionellen Arbeitssphäre. Nachdem der Arbeitsplatz lange Zeit nicht (mehr) das häusliche Umfeld war, wandelt sich mit Entwicklung neuer Arbeitsformen (Home Office, Workation etc.), die in bisher unbekanntem Maße auf Eigeninitiative und Selbstorganisation setzen und wesentlich auf dem persönlichen Leistungsvermögen der handelnden Akteure aufbauen, auch das Verhältnis von Arbeitsstätte und Wohnstätte. Arbeit wird immer weniger durch das Abarbeiten vordefinierter Aufgaben bestimmt als durch die (Mit)Entwicklung, (Mit)Planung und das Erreichen (mit)verantworteter Ziele – zunehmend unabhängig von der Bindung an einen bestimmten Ort. Dies beeinflusst auch das

[87] Vgl. dazu die Ausführungen von Mikl-Horke, Gertraude, Industrie- und Arbeitssoziologie, München / Wien [5]2000, 53.

Miteinander und die Leitung von Mitarbeitern. Personalführung im klassischen top-down Format wird immer seltener akzeptiert und durch partizipative Ansätze ersetzt, die wesentlich auf der Selbststeuerungsfähigkeit und der persönlichen wie teamorientierten Reflexivität gründen.[88]

Je stärker dabei Gestaltungsmöglichkeiten wie im Umkehrschluss auch die Pflicht zur Übernahme von Verantwortung in den Vordergrund treten, umso wichtiger wird Arbeit für die Identität der einzelnen Akteure. Hier entfaltet sich ein innovatives Erwerbskonzept, dass den Arbeitnehmer verstärkt als „Arbeitskraftunternehmer"[89] versteht. Dieser vermag gerade dort, wo alte Berufsbilder wegbrechen und eine permanente Transformation zum Gestaltungsprinzip wird, ein im hohen Maße personalisiertes Berufsfeld zu gestalten, wenn er/sie sich (immer wieder neu) für seine/ihre Firma entscheidet und als Auftragnehmer konkrete Beiträge zum betrieblichen Ablauf leistet. Diese Dynamik findet sich inzwischen übergreifend bei Akteuren der Generationen X, Y und Z.

Während für Arbeitende der Generation X jedoch vorwiegend klassische Arbeitsfelder mit geregelten Arbeitszeiten, eine klare Trennung von Haus- und Erwerbsarbeit sowie fest definierte Handlungsfelder und begrenzte Verantwortungszuschreibung prägend sind, zeichnen sich die Generationen Y und besonders Z durch eine entsprechend fortgesetzte Entgrenzung aus.[90]

Neben den Möglichkeiten von New Work und Remotearbeit, Homeoffice und Jobsharing, die hinsichtlich der tatsächlichen besseren Vereinbarkeit von Familien und Beruf zumindest Fragen aufwerfen,[91] muss auch kritisch nach denen gefragt werden, die sich einer zunehmenden „Selbstvermarktung" (mit Recht) verwehren bzw. derartigen Ansprüchen einer bereits in ihren zukünftigen Grundzügen erkennbaren Arbeitswelt nicht gerecht werden. Nicht

---

[88] Einen Einblick in aktuelle Modelle der Personalführung in Organisationen bietet Kaehler, Boris, Komplementäre Führung. Ein praxiserprobtes Modell der Personalführung in Organisationen, 2. erweiterte Auflage, Wiesbaden 2017.

[89] Vgl. dazu Pongratz, Hans J.; Voß, G. Günter, Vom Arbeitnehmer zum Arbeitskraftunternehmer. Zur Entgrenzung der Ware Arbeitskraft, in: Minssen, Heiner (Hg.), Begrenzte Entgrenzungen. Wandlungen von Organisation und Arbeit, Berlin 2000, 225–247.

[90] Vgl. dazu erneut Maas, Rüdiger, Neueste Generationenforschung, bes. 14–21.

[91] Vgl. hierzu auch die Einschätzung des Bundesinstitut für Bevölkerungsforschung, unter: https://www.bib.bund.de/DE/Presse/Mitteilungen/2022/2022-06-22-Homeoffice-kann-Konflikte-zwischen-Beruf-und-Familie-reduzieren.html [zuletzt abgerufen am 01.03.2024].

zuletzt Menschen mit kognitiven und/oder körperlichen Beeinträchtigungen ist die vorgenannte selbstgesteuerte Form sozialer Teilhabe oft gänzlich verwehrt. Es braucht daher ein weitergehendes normatives Kriterium, das einem vermeintlichen „Diktat" freiheitlicher Gestaltung zur Seite gestellt ist und welches zugleich das Anforderungsprofil für eine gelingende soziale Teilhabe um ein handlungsleitendes Regulativ ergänzt. Dieses muss ebenso Fehlentwicklungen entgegentreten als auch perspektivischen Verengungen begegnen, damit Arbeit zu einem lebendigen Ort menschlicher Beziehung und gelebter Solidarität wird. Die Fähigkeit kluger (Güter)abwägung, im Bewusstsein für die eigenen Chancen und Grenzen, kann dazu einen wesentlichen Beitrag leisten.

3. Tugendethische Impulse für eine Theologie der Arbeit

Selbstorganisierte Arbeit muss sich immer häufiger zwischen Selbstausbeutung und Selbstbestimmung verorten. Autonomie, so hat es den Anschein, geht nicht automatisch mit einem mehr an Freiheit einher, sondern vermag im Gegenzug auch mit einer hohen Selbstverpflichtung verknüpft zu werden, in dem der Arbeitnehmer zum Unternehmer seiner eigenen Arbeitskraft wird.[92] Damit verbindet sich die Forderung, der Arbeit wieder ein gesundes Maß zu geben. Aber ist diese Forderung wirklich zielführend? Ist Arbeit jene Größe, die es geduldig und klug durch Mindeststandards und Schutzvorschriften einzuhegen, als Tauschfaktor zur investierten Lebenszeit immer wieder neu zu bewerten und mit fortschreitendem Lebensalter möglichst teuer zu verkaufen, letztlich aber doch „auszuhalten" gilt? Wer eine fortschreitende Digitalisierung, eine Flexibilisierung von Arbeitszeit und Arbeitsort vor allem in der wachsenden Herausforderung für ein optimiertes Zeitmanagement sieht, verkürzt das Verhältnis von Leben und Arbeit auf eine zweckrationale Logik. Dem steht auf der anderen Seite ein Zugewinn an Handlungsfreiheit gegenüber, wenn persönliches Interesse auf echte Partizipation am Arbeitsplatz stößt und die Möglichkeit zu einer

[92] Vgl. dazu etwa den Beitrag von Kreutzer, Ansgar, „Tut, was ihr wollt, aber seid profitabel!" Selbstorganisierte Arbeit zwischen Selbstausbeutung und Selbstbestimmung, in: Crüwell, Henriette; Jakobi, Tobias; Möhring-Hesse, Matthias (Hg.), Arbeit, Arbeit der Kirche und Kirche der Arbeit. Beiträge zur christlichen Sozialethik der Erwerbsarbeit. Festschrift zum 68. Geburtstag von Friedhelm Hengsbach SJ, Münster 2005, 36–50.

aktiven Gestaltung desselben bietet. Hieraus erwächst ein hohes Potenzial, die Spirale entfremdeter Lohnarbeit zu durchbrechen und das Verhältnis von Subjekt und Beruf nicht mehr nur in einer Zweck-Mittel-Beziehung zu bestimmen. Keineswegs verbirgt sich dahinter das Ideal eines Bildungsbürgertums, in weiter Ferne von einer körperlich auszehrenden Tätigkeit. Auch tragen vielfach sozial kolportierte Bilder einer Mehrheitsgesellschaft von Arbeitswilligen im Gegenüber zu einer (rasch) wachsenden Teilgesellschaft von Arbeitsmüden oder gar -verweigerern nicht zu einem konstruktiven Diskurs um ein sozialgesellschaftlich notwendiges und eigenverantwortliches Gestalten der Lebens-Arbeits-Zeit bei. Es braucht folgerichtig ein Regulativ, das gleichermaßen Anspruch und Selbstverpflichtung zu verknüpfen vermag und dabei ein hohes Maß an Gestaltungsfreiheit bietet.

Die bisherigen Ausführungen dazu haben deutlich gemacht, dass es eine Frage der passgenauen Angebote, vom freien Zugang zu Informationen über Schul- und Berufsbildung bis hin zu fortgeschriebenen Bildungsbiografien im höheren Erwerbsalter ist, die über das Gelingen selbstorganisierter Arbeit entscheiden. Gerade im Zuge einer Arbeit 4.0 bedeutet dies keinesfalls automatisch eine weitere soziale Grenzziehung im Sinne eines Perspektivverlustes für mögliche Bildungsverlierer und Sozialabsteiger, sondern im Gegenzug vielmehr eine soziale Verpflichtung zur Befähigung unterschiedlicher gesellschaftlicher Akteuersgruppen. Im Hintergrund steht erneut die sozialphilosophische Beziehungsgestalt von Arbeit und Anerkennung.[93] Arbeit wird explizit als Ermöglichungsrahmen gesehen, der nicht nur die Grundlage für ein finanziell selbstbestimmtes Leben bildet, sondern zugleich einen Sozialraum eröffnet, der eine zeitlich wie strukturell stabilisierende Wirkung entfaltet. Dem stehen dabei keineswegs Konzepte fortgesetzter Dynamisierung und Digitalisierung am Arbeitsmarkt entgegen, insofern Arbeit als Gut verstanden wird, dass in seiner gesellschaftlichen Verteilung grundsätzlich rechtfertigungsbedürftig (!) ist. Hierin verbindet sich ein Doppeltes: Ein Recht auf sowie eine Pflicht zur (werthaften) Arbeit, insofern diese wesentlich zur Identitätsbildung beiträgt und den Lebensrhythmus prägt.

Im Umkehrschluss entfaltet das substanzielle Fehlen von Arbeit – strukturelle Arbeitslosigkeit – gesellschaftlich wie individuell eine

[93] Vgl. Honneth, Axel, Kampf um Anerkennung. Zur moralischen Grammatik sozialer Konflikte, Frankfurt a. M. 2003.

destruktive Größe, die sich unmittelbar auf die Struktur des Soziallebens auswirkt. Dies reicht von Belastungen in Partnerschaft und Familienleben bis zum Vertrauen in eine funktionierende Sozialordnung und eine gelebte Teilhabe an politischen Prozessen. Soziale Stigmatisierung führt darüber hinaus nicht selten zu einer weitergehenden Selbstbegrenzung und Isolation. Axel Bohmeyer hält dazu fest: „In wirtschaftlich ausdifferenzierten, kapitalistisch-bürgerlichen Gesellschaften werden nicht nur der Lebensunterhalt und die Systeme der sozialen Sicherung eng an die Erwerbsarbeit gekoppelt. Auch die soziale Wertschätzung des Einzelnen wird im Gefüge der industriell organisierten Arbeitsteilung an die individuell erbrachte Arbeitsleistung gebunden. Dass die Erwerbsarbeit eine soziale Anerkennungsordnung darstellt, ist das Ergebnis einer gruppenspezifischen Wertsetzung."[94]

Daraus ergibt sich nicht weniger als die sozialgesellschaftliche Forderung, ein entsprechend vielfältiges Angebot an Arbeitsinhalten und -formen auf dem Arbeitsmarkt zur Verfügung zu stellen, um nicht nur den notwendigen gesellschaftlichen Prozessen und ihren Erfordernissen, sondern eben auch den unterschiedlichen Qualifikationsprofilen in einer sachgerechten wie personensensiblen Form begegnen zu können. Keinesfalls ist damit eine schlicht monodirektionale Ausrichtung verbunden, die ein einseitiges Schaffen von Angeboten nur für „Arbeit(skraftunter)nehmer" vorsieht. Ebenso kann damit auch keine immer wieder neue, bloß funktionale Adaption von „Humanressourcen" an die Bedarfe des Arbeitsmarktes besonders für weniger qualifizierte Arbeitskräfte – einhergehen. So ist nämlich die „Soziale Frage" gerade kein ausschließlich historisches Problem einer Arbeit 1.0, sondern stellt sich auch heute wieder, wenn auch in einem anderen Gewand, neu.[95] Dem gilt es möglichst früh zu begegnen.

Zielführend kann daher folgerichtig nur ein subsidiäres Verständnis von Arbeit, in der Balance von Anreiz und Selbstverpflichtung, sein, das im Geiste einer sozialen Marktwirtschaft[96] als Mittler

[94] Bohmeyer, Axel, Anerkennung und Arbeit, in: Crüwell, Henriette; Jakobi, Tobias; Möhring-Hesse, Matthias (Hg.), Arbeit, Arbeit der Kirche und Kirche der Arbeit. Beiträge zur christlichen Sozialethik der Erwerbsarbeit. Festschrift zum 68. Geburtstag von Friedhelm Hengsbach SJ, Münster 2005, 214–224, hier: 221.

[95] Brandstetter, Johanna; Bronner, Kerstin; Köngeter, Stefan; Laib, Andreas; Pohl, Axel; Stiehler, Steve (Hg.), Soziale Frage(n) der Zukunft, Berlin 2021.

[96] „Der Anspruch der sozialen Marktwirtschaft ist, die Vorteile einer freien Marktwirtschaft wie wirtschaftliche Leistungsfähigkeit oder hohe Güterversorgung zu

zwischen Individualwohl und Gemeinwohl fungiert. Hier kommt einer wiederentdeckten Tugendethik eine handlungsleitende Funktion zu.

3.1 Zur Wiederentdeckung der Tugendethik

Deutlich gewachsene Handlungsspielräume in Ausbildung und Studium, verbunden mit immer stärker individualisierten Entwürfen von Lebens- und Erwerbsarbeit, bieten vielfältige Möglichkeiten wie Notwendigkeiten zu einer flexiblen Gestaltung des eigenen Lebensentwurfs. Sie lassen zugleich aber auch notwendige Trennlinien verschwimmen. Wenn Arbeit mit nach Hause genommen wird, die permanente Erreichbarkeit von der lästigen Pflicht zu einer selbstverständlichen Erwartung oder gar zum Antrieb einer Selbstoptimierung wird, besteht in nicht wenigen Fällen die Gefahr der Selbstausbeutung.

Arbeitsverdichtung, sozialer Stress, bis hin zur exakten Terminierung von freier Familienzeit und einem Treffen mit Freunden im doodle-Verfahren geben Zeugnis von einer tendenziellen Umwertung der Arbeit und einem professionalisierten „Freizeitstress" durchorganisierter Hobbys und sozialer Verpflichtungen – wenn also der Sinn des eigenen Lebens vornehmlich als Ergebnis eigener gut geplanter Umtriebigkeit gesehen wird. Immer weniger ist das „autonome Subjekt" bloß rezipierendes „Re"Agens vorgegebener Inhalte und Wirklichkeiten als vielmehr sinnsetzender Konstrukteur des eigenen „Lebensprojektes". Die „Balance" von Arbeit und Lebenszeit ist unlängst der „Integration" gewichen. Es stellt sich daher die berechtigte Frage, ob nun der leistungsorientierte und stetig sich selbstoptimierende Mitarbeiter zu einer Gefahr für die eigene kör-

verwirklichen, gleichzeitig aber deren Nachteile wie zerstörerischer Wettbewerb, Ballung wirtschaftlicher Macht oder unsoziale Auswirkungen von Marktprozessen (z. B. Arbeitslosigkeit) zu vermeiden. Die Zielsetzung der sozialen Marktwirtschaft ist deshalb ein größtmöglicher Wohlstand bei bestmöglicher sozialer Absicherung. Der Staat verhält sich aus diesem Grund nicht passiv, sondern greift aktiv in das Wirtschaftsgeschehen z. B. durch konjunkturpolitische, wettbewerbspolitische und sozialpolitische Maßnahmen ein. Eingriffe des Staates in die Wirtschaft erfolgen im allgemeinen Interesse und in solchen Bereichen, wo Anbieter oder Nachfrager durch angepasste, marktwirtschaftlich vertretbare Maßnahmen geschützt werden müssen (z. B. beim Verbraucherschutz oder der Wettbewerbsgesetzgebung)." https://www.bpb.de/kurz-knapp/lexika/lexikon-der-wirtschaft/20642/soziale-marktwirtschaft/ [zuletzt abgerufen am 01.03.2024].

perliche, geistige und nicht zuletzt seelische Gesundheit wird. Ja, mehr noch, ob und in welcher Form damit auch das soziale Zusammenleben, die Integrität der sozialen Systeme Familie, Freunde und das Lebensumfeld insgesamt betroffen sind, wo die „projektierte Gestaltung" gleichsam zur Voraussetzung für ein gelingendes Leben wird? Hier braucht es eines Gegenentwurfs, der weniger um ein Durchbrechen als vielmehr um eine dynamische Balance bemüht ist.

So eignet dem Menschen bei allen Möglichkeiten zur Gestaltung des eigenen Lebens unzweifelhaft immer auch eine Bedingtheit, die um die eigenen Grenzen weiß und herausgerufen ist, diese, gerade auch im Dienste eines gelingenden Lebens, anzunehmen. Wo neben dem gesellschaftlichen Impetus der Selbstverwirklichung nicht auch eine Annahme der eigenen Selbstbegrenzung im Bewusstsein menschlicher Geschöpflichkeit und Bedürftigkeit vermittelt wird, entsteht ein Zerrbild des Menschen, das diesen immer mehr von sich selbst entfremdet und letztlich jeden und jede überfordert. Hieraus erwächst die Not-wendigkeit einer handlungsleitenden Orientierung, die menschliches Potenzial und kontextuelle Aktuierung in eine lebensdienliche Beziehung setzt.

Der Rekurs auf ein „außersystemisches Regulativ", in Gestalt der philosophischen Tugendlehre[97], eröffnet in diesem Kontext einen neuen Deutungszugang, der Klugheit und Maßhalten habituell für eine Theologie der Arbeit verbindet.

3.1.1 „Gnome"

„Der Begriff ‚Gnome' [… Klugheit/I.P.] ist durch eine doppelte Gestalt gekennzeichnet. Zum einen ist es ein Prinzip des klugen und verantwortungsvollen Abwägens im Vorfeld einer sittlichen Entscheidung; zum anderen bezeichnet Gnome eine fast schon empathische Fähigkeit, sich in das Gegenüber hineinzuversetzen und Interessen, Erfahrungen und Wahrnehmungen des anderen in das eigene Urteilen und Entscheiden einzubeziehen."[98]

Der Gnome eignet das Wesen „sozialer Klugheit", um auf gesellschaftliche Veränderungen angemessen, nicht bloß situativ, sondern vielmehr im Sinne einer kulturellen Weiterentwicklung – gerade

[97] Eine diachrone Sichtung unterschiedlicher Tugendethiken im Überblick bietet Hähnel, Martin, Das Ethos der Ethik. Zur Anthropologie der Tugend (Das Bild vom Menschen und die Ordnung der Gesellschaft), Wiesbaden 2015.

[98] Proft, Ingo, Epikie. Ein integratives Handlungsprinzip zur Verlebendigung von Leitbildprozessen in konfessionellen Krankenhäusern, Ostfildern 2017, 273.

auch für eine Kultur der Arbeit – reagieren zu können. „Nicht der persönliche Vorteil oder eine schlichte Nutzenmaximierung wirken handlungsleitend. Entscheidend ist ein innerer Antrieb, der punktuelle Fixierungen auf Normen und Ziele aufbricht und die Perspektive auf den sozialen Lebensraum erweitert. Das Subjekt erfährt sich dabei auf diesen verwiesen, mitunter dadurch bedingt oder gar davon abhängig. Zugleich nimmt es sich aber auch als konstituierenden Faktor für den Lebensraum des Mitmenschen und damit als Wirklichkeit gestaltende Größe wahr. Die Gnome bringt beide Blickwinkel zusammen und nimmt gezielt einen kreativen Ansatz in das ethische Urteil mit auf. Nicht die paritätische Versorgung von Ansprüchen oder ein schlichter Interessenausgleich zur Sicherung des sozialen Friedens werden dabei als Ziele verfolgt. Es geht vielmehr um die bewusste Abwägung hinsichtlich der Gestaltung der vorgefundenen Wirklichkeit mit ihren Möglichkeiten, Regeln und Mechanismen."[99]

Übertragen auf den Kontext einer Theologie der Arbeit kann die Gnome sowohl den sozialen Anspruch der Gesellschaft an den individuellen Beitrag des einzelnen Mitglieds zu deren Erhalt und Fortentwicklung begründen, als auch die Gesellschaft in ihrer Sozialgestalt befähigen, sensibel für die unterschiedlichen (berechtigten) Belange ihrer Mitglieder zu sein. Damit verbindet sich nicht weniger als ein strukturierter Interessenausgleich im Geltungsraum unterschiedlicher Gerechtigkeitskonzepte. Exemplarisch sei hierzu etwa auf die Antipoden Leistungs- und Bedarfsgerechtigkeit im Kontext von Arbeit und gerechtem Lohn rekurriert, wenn diese etwa um konkrete Lösungen im Umgang mit Krankheit, Alter, Arbeitslosigkeit aber auch unterschiedlichen Qualifikationsniveaus ringen.

Nicht immer kann diese Spannung ohne Reibungsverluste gelöst werden. Daher steht der Gnome die Sophrosyne als Tugend der Besonnenheit im Dienste an einer subsidiären Theologie der Arbeit zur Seite.

3.1.2 „Sophrosyne"

Die Sophrosyne verbindet reflexive Selbsterkenntnis und Sachkenntnis zu einer habituellen Verfasstheit – der Besonnenheit. Setzt

[99] Ebd., 274f.

man für die klassische Tugendlehre[100] insgesamt einen personalen Ansatz voraus, so kann die Sophrosyne auch mit einer Mäßigung identifiziert werden, die das Eigene und Richtige erkennt und das Gute tut. Damit werden wesentliche Inhalte des platonischen Gerechtigkeitsideals[101] rezipiert. Die Tugend leistet einen substanziellen Beitrag dafür, den „eigenen" Platz in der Welt zu finden und auszufüllen.[102] Besonnenheit erweist sich dabei als eine dialogische Tugend, die zwar vornehmlich auf die (Einzel)person aber eben auch auf die Sozialgemeinschaft angewendet werden kann, insofern darin Angemessenheit und Maßhalten das Verhältnis zueinander regulieren. Darüber hinaus eröffnet sich ebenfalls ein Bezug zur aristotelischen Mesoteslehre, die ein „Tätigsein der Seele in Übereinstimmung mit der Tugend" bestimmt und über die feststellt: ‚Die ‚goldene Mitte' der Nichomachischen Ethik ist nun keine absolute Größe, die schablonenhaft auf alle Menschen übertragen wird [...]. Die ‚richtige Mitte' hat in Aristoteles Werk drei verschiedene Bedeutungen [...]. Sie bedeutet erstens, ein ausgewogenes Verhalten auf einem Kontinuum zwischen zwei extremen Polen [...]. Sie bedeutet zweitens, der Situation angemessene und berechtigte Affekte zu empfinden und zu leben. [...] Sie bedeutet drittens, Affekte durch den Verstand zu steuern."[103] Gerade dieser letzte Aspekt, das Maßvolle zu erkennen und die Umsetzung in die Praxis zu begleiten,[104] schließt den Kreis in der Bewegung von der Sophrosyne zur Gnome.

Überträgt man dieses Tugendgespann auf eine Theologie der Arbeit, so verweist jede Tugend für sich auf ein ihr zugrundeliegendes Gut – die Teilhabe am Erwerbsleben auf ein soziales Konstitutiv (gnome) und das Streben nach Sinnhaftigkeit/Glück auf das persönliche Agens (sophrosyne).

[100] Einen ontologischen Zugang zur Tugendlehre bietet Halbig, Christoph, Der Begriff der Tugend und die Grenzen der Tugendethik, Berlin 2013.

[101] Vgl. zum Gerechtigkeitsverständnis in Platons Staatsphilosophie Becker, Alexander, Platons „Politeia". Ein systematischer Kommentar, Leipzig 2017.

[102] Vgl. Art. Sophrosyne, in: Schischkoff, Georgi (Hg.), Philosophisches Wörterbuch, Stuttgart [21]1982, 645 f.

[103] Fredersdorf, Frederic; Heckmann, Wolfgang, Der T-Faktor. Mäßigungskonzepte in der Sozialen Arbeit. Forschung und Entwicklung in der Sozial(arbeits)wissenschaft, Wiesbaden 2010, 32.

[104] Aristoteles spürt diesem Gedanken auch mit Blick auf mögliche Aporien nach vgl. dazu Aristoteles, Nikomachische Ethik 1151b, digital abrufbar unter https://www.projekt-gutenberg.org/aristote/nikomach/niko0710.html [zuletzt abgerufen am 01.03.2024].

Aufhorchen lässt darüber hinaus eine Lesart, die Sophrosyne in Bezug auf den platonischen Gerechtigkeitsbegriff mit der Fähigkeit identifiziert, das „Seine“ zu tun.[105] Unter der Maßgabe der Gerechtigkeit als wechselwirkendes Verantwortungsgeschehen zwischen Individuum und Sozialgemeinschaft wird damit einer subsidiären Theologie der Arbeit der Weg bereitet, die Arbeit wieder stärker auf einer personalen Verantwortungsethik[106] gründet.

3.2 Plädoyer für eine subsidiäre Theologie der Arbeit

Sucht man die vorausgenannten Ausführungen im Geiste einer personalen Verantwortungsethik zu verknüpfen, so erwächst daraus nicht weniger als ein Plädoyer für eine subsidiäre Theologie der Arbeit. Das von Hermann-Josef Große Kracht aufgestellte dreifache – überwiegend solidarisch orientierte – Anforderungsprofil an die Arbeitsgesellschaft der Zukunft ist entsprechend aufzugreifen und um ein subsidiäres Anforderungsprofil zu ergänzen.

So fordert Große Kracht im Sinne der Solidarität:[107]

„Zum einen hat die bis auf weiteres nicht vergehende Arbeitsgesellschaft die *Qualität* der gesellschaftlichen Arbeit so menschenwürdig wie möglich zu gestalten, sodass wir eine Neuauflage der in den Zeiten der Massenarbeitslosigkeit längst ins Abseits geratenen Debatte um die Humanisierung der Erwerbsarbeit brauchen.“

„Zum anderen hat sie die *Quantität* des gesellschaftlichen Arbeitsvolumens möglichst fair und gleichmäßig unter allen aufzuteilen, die arbeiten können und arbeiten wollen, sodass wir eine Renaissance der in Zeiten der Globalisierung ebenfalls ins Abseits geratenen Debatten um Arbeitszeitverkürzung, um staatliche Beschäftigungsprogramme und um die Ausweitung des öffentlichen Beschäftigungssektors benötigen.“

„Und schließlich hat sie die Verteilung der *Produkte* dieser Arbeit, also den gemeinsam erwirtschafteten gesellschaftlichen Reichtum so

[105] Vgl. dazu die drei Definitionen der Sophrosyne, Ruhe – Scheu – das Seine tun, online abrufbar unter https://doi.org/10.1515/9783110832358.25.

[106] Auch im politischen Diskurs wird der Wert der Verantwortungsethik in Beziehung zur Gesinnungsethik reflektiert, vgl. https://www.bpb.de/kurz-knapp/lexika/politiklexikon/18389/verantwortungsethik/ [zuletzt abgerufen am 01.03.2024].

[107] Große Kracht, Hermann-Josef, Der Mensch – ein arbeitendes Wesen? Theologisch-sozialethische Anmerkungen zur Bedeutung menschlicher Arbeit in modernen Gesellschaften, in: Diesinger, Albert; Schmidt, Joachim (Hg.), Ora et labora. Eine Theologie der Arbeit, Ostfildern 2010, 185–200, hier: 199 f.

zu organisieren, dass sie ihre Mitglieder jederzeit angemessen an diesem Wohlstand beteiligt."

Im Sinne eines ergänzenden subsidiären Anforderungsprofil bedarf es jedoch auch konkreter Regelungen, die die einzelne Person als konstitutives Element der Gemeinschaft adressieren:

Menschenwürdige Arbeit geht einher mit dem bleibenden Anspruch, sich gemäß der eigenen Möglichkeit (körperlich, geistig, zeitlich) sowohl für die Bedingungen als auch die Qualität der eigenen Arbeit zu investieren. Der thomasische Anspruch nach dem „ultimum potentiae"[108] ist daher als lebenslange Aufgabe zu verstehen, den jeweils eigenen (bestmöglichen) Beitrag eigenverantwortlich und selbsttätig zu leisten.

Arbeit als Gut darf nicht nur einer Verteilungsgerechtigkeit Vorschub leisten, sondern muss immer auch eine Beitrags-/Leistungsgerechtigkeit berücksichtigen ebenso wie Aspekte des Bedarfs. Damit geht auch eine Pflicht – individual wie sozial – einher, die dem „Können" ein „Sollen" zur Seite stellt. Wo indes nominell vorrangig auf ein „Wollen" abgehoben" wird, verkehrt sich der Sozialvertrag, insofern soziale Verantwortung immer auf individueller Verantwortung aufbaut, diese jedoch auch übersteigen muss.

Der Gedanke der Teilhabe an den Wirtschaftsgütern einer Gesellschaft ist folgerichtig sowohl räumlich als auch zeitlich im Sinne der Nachhaltigkeit zu entgrenzen. Dies umfasst eine faire Güterverteilung und Preispolitik im Binnen- wie im Außenhandel, eine Arbeitsmarktpolitik, die den jeweiligen Bedarf einer Gesellschaft nicht auf Kosten anderer Gesellschaften zu befriedigen sucht und darüber hinaus auch Verantwortung für zukünftige Gesellschaften im Sinne der nachhaltigen Ressourcennutzung.

In dieser – gleichsam doppelten – Trias von (solidarischem) Angebot der Gemeinschaft und (subsidiärer) Anforderung an das Individuum kann sich erst die wahre Größe des Menschen in der Arbeit entfalten. In der Dyade von Selbstverwirklichung und Bewährung eröffnet sich im Eigentlichen jener Inhalt, der in der Fähigkeit zur Verantwortung das eigentliche Korrelativ personalen Angesprochenseins offenbart.

Der Sinn *der* Arbeit ist folgerichtig ein Sinn *in* der Arbeit. Er verbindet Selbstzweck und Notwendigkeit, die letztlich erst in einer

[108] Zur Tugend als Entfaltung der wesensmäßigen Anlage der/in der Person vgl. Pieper, Josef, Schriften zur Philosophischen Anthropologie und Ethik: Das Menschenbild der Tugendlehre, Bd. 4, Hamburg ²2006, 428.

Theologie der Arbeit, die den Menschen in seiner schöpferischen Kraft wie seiner geschöpflichen Natur – in Potenz und Kontingenz – ernstnimmt, als wechselwirkende, gestaltbare Determinante von vorgegebener Wesensnatur und freiheitlicher Selbstverfügung, realisiert wird. Nicht automatisch erwächst eine Freiheit *zu* etwas schlicht aus der bloßen Freiheit *von* etwas.[109] Vielmehr braucht Wachstum eine entsprechende wesensmäßige innere Verfasstheit, um sich dauerhaft und belastbar entfalten zu können. Hier setzt im Eigentlichen eine subsidiäre Theologie der Arbeit an, die weniger eine „normative Aufladung" der Arbeit als sinnstiftende Instanz als vielmehr ein anthropologisches Konstitutiv entfaltet, das aufs Neue den Menschen in seiner mitschöpferischen Dignität herausruft.

[109] Einen weiten Überblick über das Phänomen der Freiheit in unterschiedlichen individual- und sozialethischen Konkretionen bietet Höffe, Otfried, Kritik der Freiheit. Das Grundproblem der Moderne, München 2015.

Love-balance. Zum Verhältnis von Selbst- und Nächstenliebe

Franziskus v. Heereman

> I am hanging in the balance, of the reality of man;
> like every sparrow falling, like every grain of sand.
> (Bob Dylan, Every Grain of Sand)

Das Programmwort „Work-Life-Balance“ ist widersinnig. Es setzt voraus, dass Leben etwas anderes ist als Arbeit. Und das ist ja offenbar ein Unsinn. Denn nur wer lebt, kann arbeiten. Die Arbeit kann nicht mit dem Leben ausbalanciert werden, denn sie ist ein Teil des Lebens. Stattdessen muss sie in Balance zu anderen Lebensbereichen gebracht werden.

Je nachdem, unter welchem Aspekt man Arbeit betrachtet, kann man ihr andere Lebensbereiche entgegensetzen und über ihre wechselseitige Ausbalancierung nachdenken: Etwa Anstrengung – Ausruhen, Pflicht – Freizeit, Öffentlichkeit – Privatsphäre oder das klassische Begriffspaar Poiesis (Tätigkeit, die ihren Sinn in ihrem Resultat haben) – Praxis (Tätigkeit, die ihren Sinn in sich selbst hat). Wir wollen hier ein anderes Gegensatzpaar bedenken, das sich im sozialen Bereich auf besondere Weise nahelegt: Sorge um Andere – Sorge um sich selbst oder zugespitzt (und über die Berechtigung dieser Zuspitzung wird noch zu reden sein): Nächstenliebe und Selbstliebe.

1. Erfahrene Liebe als Bedingung der Selbstliebe

„Nur wer sich selbst liebt, kann auch die anderen lieben“, so hört man allenthalben, und das ist sicher nicht falsch. Bedenklich ist es allerdings, wenn daraus, wie immer wieder zu hören, abgeleitet wird: „Man muss erst sich selbst lieben, dann kann man die anderen lieben.“ Die Anderen hätten sich dann unterdessen zu gedulden…? Aber fragen wir prinzipieller: Kann es sein, dass die Selbstliebe wirklich das erste ist? Fangen wir wirklich mit ihr an? Offensichtlich nicht, denn, wer keine Liebe erfährt, kann sich nicht selbst lieben. Wir können nur Ich sagen, weil uns jemand Du gesagt hat. Wir empfinden Selbstwert nur in dem Maße, wie uns andere vermittelt haben, dass wir wertvoll sind.

Bevor wir ein Ich sind, sind wir jemandes Du. Und bevor wir uns selbst wertschätzen, schätzen wir andere wert. Denn nur weil das Kind die Eltern wertschätzt, ist ihm die Wertschätzung seiner selbst durch die Eltern etwas wert (sowie umgekehrt das Ausbleiben der Wertschätzung deshalb so zerstörerisch ist, weil diejenigen, die sie ausbleiben lassen, eben wertgeschätzt werden – wäre dem nicht so könnte die Geringachtung uns gar nicht treffen; denn was stört es die Eiche, wenn ...).

Halten wir fest: Weil wir jemandes Du sind, können wir Ich sagen.

1.1 Ich sagen, um Du sagen zu können

Wozu nun Ich sagen? Seltsam wäre, wenn sich das, was sich einem Bezug anderer verdankt, im Selbstbezug vollenden würde. – Aber natürlich fehlt es nicht an Stimmen, die genau das behaupten. Vom klassischen Eudaimonismus bis zu autophilen Programmen heutiger Zeiten, die Selbstfindung und -verwirklichung an die Spitze der Wertehierarchie stellen, zu schweigen vom tragischen Programm der Neuerfindung seiner selbst (als ginge das – was soll denn das Selbst neu erfinden, wenn es das *Selbst* ist, das *sich* erfindet?).

Klar dürfte sein, dass, selbst wenn das Ziel des Ich es selbst wäre, dieser Weg nur im Bezug zu anderem/anderen zurückzulegen wäre. Zwar ist die Seele laut Thomas und Aristoteles „gewissermaßen alles"[1], insofern sie offen für die ganze Wirklichkeit ist, aber eben nur in dem Maße, wie diese Wirklichkeit uns tatsächlich begegnet und wir für diese Begegnung offen sind (schon die Sinne nützen uns nichts, wenn uns nichts Sinnenfälliges begegnet, und diese Angewiesenheit auf Begegnendes durchzieht alle Dimensionen des Menschlichen). – Es gibt nur ein Bei-sich-sein im Beim-anderen-sein. Wir haben zwar einen Bezug auf uns selbst, aber dieses Selbst, auf das wir uns beziehen, ist eben Bezug, und damit immer schon bei anderem.[2]

Das kann nun so entworfen werden, dass es in diesem Beim-anderen-sein um eine Zunahme des Selbst geht. So hat Emmanuel Le-

[1] Aquin, Thomas von, S. th. I q.14 a.1, c. / De Anima, 431b21.

[2] „Das Selbst ist ein Verhältnis, das sich zu sich selbst verhält." (Kierkegaard, Søren, Krankheit zum Tode, übers. v. Hirsch, Emanuel, Regensburg 1957 [1849], 8). Aber dieses erste Verhältnis, auf das wir uns beziehen, wenn wir uns zu uns selbst verhalten, verhält sich nicht zu sich selbst, sondern eben auf anderes/andere, sonst bliebe das Selbstverhältnis leer, wie zwei aufeinander gerichtete Spiegel – unendliche Vervielfältigung von nichts.

vinas die westliche Philosophie verstanden und er hatte sicher nicht ganz unrecht damit. Vom sich selbst denkenden Denken des aristotelischen Gottes über die *reditio completa in se ipsum* des Thomas, dem *conatus essendi suum esse persevare* des Spinoza, das absolute Ich Fichtes, die Selbstfindung des absoluten Geistes bei Hegel bis zu Hesses Selbstfindungstrips und aktuellen Sexualanthropologien, immer tendiert der Bezug zum Anderen der Vollendung des Selbst zu dienen. Diese autozentrische Tradition fordert Levinas im Namen des jüdischen Erbes heraus: „Dem Mythos von Odysseus, der nach Ithaka zurückkehrt, möchten wir die Geschichte Abrahams entgegensetzen, der für immer sein Vaterland verlässt, um nach einem noch unbekannten Land aufzubrechen, und der seinem Knecht gebietet, selbst seinen Sohn nicht zu diesem Ausgangspunkt zurückzuführen."[3]

Wir werden Ich, um Du sagen zu können. Wir bekommen das Leben geschenkt und eingeräumt, um nun selbst Leben zu schenken und einzuräumen. Personen sind Wesen, die anderen helfen zu leben. Und deshalb ist es eben keine Entfremdung des Ich, für den Anderen[4] da zu sein – es ist eine Entfremdung seines Egoismus, aber nicht seiner selbst. Denn das Selbst *ist* eben solcher Bezug. Deshalb übersetzt Levinas das „wie dich selbst"[5] folgendermaßen: „‚Liebe deinen Nächsten; dies alles bist du selbst; dieses Werk bist du selbst; diese Liebe bist du selbst.' Kamokha bezieht sich nicht auf ‚deinen Nächsten', sondern auf alle Worte, die dem vorangehen."[6] Das Ich wird nicht mit dem Nächsten identifiziert, sondern mit der Liebe zu ihm. Und deshalb ist die Nächstenliebe kein Kontrapunkt zur Selbstliebe, sondern ihre Erfüllung – wenn Du den Nächsten liebst, wirst Du, was Du bist: Hüter Deines Bruders, Hüter deiner Schwester.

Es macht glücklich, geliebt zu werden, doch „lieben, Götter, welch ein Glück"[7]. Natürlich liegt der Einwurf jener, die den Menschen

---

[3] Lévinas, Emmanuel, Spur des Anderen. Untersuchungen zur Phänomenologie und Sozialphilosophie, (übers. v. Krewani, W.), Freiburg/München 1983, 215 f.

[4] Die im Text verwandten Maskulina sind durchgängig generisch. Weder Sex noch Gender hat für das hier Gedachte Bedeutung, deswegen verzichte ich auf die Aufzählung biologischer oder kultureller Geschlechter.

[5] Bekannte Alternativen sind: „Dir gleich" (Buber/Rosenzweig), „er ist wie Du" (Naphtali Herz Wessely), „als dich selbst" (Luther – allerdings nicht mit Bezug auf *kamocha* [3 Mose 19,18 – dort „wie dich selbst"], sondern ὡς σεαυτόν in Lk 10:27, Mt 19,19; 22,39 und Röm 13,9).

[6] Lévinas, Emmanuel, Wenn Gott ins Denken einfällt. Diskurse über die Betroffenheit von Transzendenz, (übers. v. Wiemer, T.), Freiburg/München 1985 [1982], 116.

[7] Goethe, Johann Wolfgang von, Willkommen und Abschied, Artemis-Ausg. I, Zürich / München 1977, 49 f.

nicht anders als egozentrisch denken wollen oder können, auf der Hand: Liebe macht glücklich, und so liege ja auf der Hand, dass wir lieben, um uns gut zu fühlen. Aber der Einwurf geht fehl. Denn, erstens: Wenn es so wäre, dass Liebe unseren natürlichen Egoismus befriedigt und dieser den Menschen nun einmal ausmacht, dann müsste man doch überall der Liebe begegnen – was leider nicht der Fall ist (wenngleich wir ihr wohl viel öfter begegnen, als die Misanthropie wahrhaben will).[8] Zweitens: Das Kalkül geht nicht auf. Denn wer liebt, um glücklich zu sein, liebt doch gar nicht eigentlich den Anderen um seinetwillen; – und verfehlt so sein Glück, indem er es erstrebt.[9]

Aber schnappt damit die altruistische Falle nicht zu? Müssen wir nicht, wenn wir uns so verstehen, in die Selbstausbeutung rennen? Selbstwert durch Aufopferung. Davon weiß die soziale Arbeit ein Liedchen zu singen – das Helfersyndrom lässt grüßen.[10] Mit gleich zwei schlimmen Folgen: Burnout, weil die rechte Selbstsorge verlorengeht oder nie entwickelt wird, und Stabilisierung der Angewiesenheit des anderen, damit bloß nicht das Abhängigkeitsverhältnis gefährdet wird, in dem der „Helfer" seinen Selbstwert finde. Nun hat

[8] Vgl. hierzu aus der wohl eingehendsten Untersuchung der Nächstenliebe im philosophischen Kanon, Sören Kierkegaard's, Der Liebe Tun (übers. v. Gerdes, H., Simmerath 2003 [1847]): „das ist das Sonderbare: falls jemand entdeckt hat, wie gutmütig doch im Grunde wohl beinahe jeder Mensch ist, so dürfte er kaum wagen, seine Entdeckung zu gestehen, er müßte fürchten, lächerlich zu werden, vielleicht sogar fürchten, dass die Menschheit sich dadurch beleidigt fühlen könnte. Wenn hingegen jemand so tut, als habe er entdeckt, wie lumpig im Grunde jeder Mensch ist, wie mißgünstig, wie selbstsüchtig, wie treulos, welche Abscheulichkeit versteckt auch in dem Reinsten wohnen kann, d. h. in dem, welcher von Tröpfen und Gänsen und Dorfschönheiten für den Reinsten gehalten wird: dann weiß er in seinem eitlen Sinn, dass er willkommen ist, dass die Welt danach verlangt, die Ausbeute seiner Beobachtung, sein Wissen, seine Erzählung zu hören." (313) Vgl. auch die überzeugende Demontage vermeintlich wissenschaftlich gestützter Misanthropie von Bregman, Rutger, Im Grunde gut. Eine neue Geschichte der Menschheit, (übers. v. Faure, U., Busse, G.), Hamburg 2021. Man wird den Menschen nicht so rousseauistisch sehen müssen wie Bregman, dass aber die Vorstellung, Menschen verhielten sich in der Regel asozial, nicht bloß falsch ist, sondern fatale Folgen hat, wird man schwerlich abstreiten können.

[9] Weil es sich einzig auf „dem Rücken" des guten Wollens einstellt (Scheler, Max, Der Formalismus in der Ethik und die materiale Wertethik, Ges. Werke Bd. II, 351), lässt es sich nicht direkt intendieren, sondern entkommt seinem Verfolger, indem es „hinterher" „rennt" (Brecht, Berthold, Das Lied von der Unzulänglichkeit des menschlichen Strebens, Ges. Werke, II, 465). Siehe Splett, Jörg, Mensch Sein, München 2019, 60–62.

[10] Vgl. die hilfreiche Orientierung in Haslinger, Herbert, Diakonie. Grundlagen für die soziale Arbeit der Kirche, Paderborn/Wien 2009, 336–340.

man sich rechtens entschieden dagegen gewehrt, das Helfen vom Helfersyndrom desavouieren zu lassen.[11] Alles lässt sich missbrauchen, und je höher das ist, was missbraucht wird, desto schlimmer: *corruptio optimi pessima.* Nur ist die schlechteste Reaktion auf Missbrauch, dasjenige, was sich missbrauchen lässt, abzuschaffen. Man würde alles Hohe und Große abschaffen und zuletzt überhaupt alles, weil es überhaupt nichts gibt, was sich nicht missbrauchen ließe (nicht einmal ein Atom). Deswegen ist es richtig, die Haltung des Dienstes, ja sogar des Opfers davor zu schützen, dass das Kind mit dem Bade ausgeschüttet wird. Allerdings sollte man zur Rettung des Kindes nun umgekehrt, nicht das Brackwasser schützen. Eine Liebe, die um den Preis der Selbstverachtung oder -vernachlässigung, erkauft wird, kann nicht richtig sein; und sie tut niemandem gut. Auch dem Hilfeempfänger nicht; denn neben der bereits benannten Gefahr der Stabilisierung seiner Bedürftigkeit durch den „Helfer" stellt sich im Blick auf sein Selbstverhältnis die Frage: Wie soll er seine Angewiesenheit annehmen können, wenn andere sich an ihr kaputtmachen?

Es ist also nicht bloß der Eros, dem das Christentum (bzw. wie gegen Nietzsche richtigzustellen wäre: Vertreter desselben) Gift zu trinken gab(en)[12]; auch die Agape schien für manche ideengeschichtlich einflussreiche Christen nur um den Preis einer Selbstvergiftung zu haben: Selbstverachtung als Garantie selbstloser Liebe zum Nächsten.[13] Als bräuchte die Liebe zu einer Person den Kontrast der Lieblosigkeit einer anderen Person gegenüber (und sei dieser andere der Liebende selbst). Wir müssen also noch einmal auf die Selbstliebe schauen.

---

[11] Es ist „zu fragen, ob nicht die Rede vom ‚Helfer-Syndrom' in ihrer popularisierten […] Form etwas pauschal pathologisiert, was im Grunde zum Existenzvollzug des Menschen gehört. […] Dass eine Hilfepraxis pathologische Züge im Sinne des ‚Helfer-Syndroms' aufweist, muss zwar durchaus in einer nicht unerheblichen Häufigkeit vermutet werden, ist aber immer noch ex post nachzuweisen und nicht von vorneherein anzunehmen." (ebd., 339).

[12] Vgl. Nietzsche, Friedrich, Jenseits von Gut und Böse, KSA 5, München 2007, 102.

[13] Vgl. etwa aus dem protestantischen Raum Anders Nygrens Klassiker: Eros und Agape. Gestaltwandlungen der christlichen Liebe, Berlin 1955 [1930], 559 ff. Für das Katholische genügen Stichproben aus den Heiligenviten.

Daraus, dass sie nicht das Erste und nicht das Letzte ist, folgt keineswegs, dass sie wertlos oder unwichtig wäre. Das Höchste steht nicht ohne das Niedrigste.

Aber wie haben wir sie zu verstehen? Noch einmal: es gibt keinen direkten Bezug auf uns, so wenig wie ein Gewehr auf sich selbst schießen, eine Kameralinse sich selbst filmen, ein Auge sich selbst sehen kann. Die genaueste und nie übertroffene Definition der Liebe verdanken wir Aristoteles' Reflexionen über die Freundschaft: „Lieben sei also einem anderen das wünschen, was man für Güter hält, und zwar um dessent- und nicht um unseretwillen und nach Kräften dafür tätig sein".[14] Diese Liebe aber kann offensichtlich im Selbstverhältnis nur zum Teil verwirklicht werden[15]; man kann sich zwar um seiner selbst willen selbst bejahen und Gutes tun, aber die Selbstliebe kann evidentermaßen nicht die Bewegung des einen zum anderen zurücklegen, ohne welche der Zauber der Liebe nicht zu haben ist (weswegen wir nie jemanden bewundern würden, der nur sich selbst lieben könnte). Deshalb kann die Selbstliebe nicht als Spitzenform der Liebe gelten. Man kann sich nicht selbst in die Arme laufen, man kann nicht über sich selbst entzückt sein (denn entzückt sein, heißt ja gerade: nicht bei sich sein, „ganz weg" sein), man kann sich nicht dienen[16], erst recht ist es nicht bloß unsinnig, sondern sogar unmöglich, für sich zu sterben[17].

Schauen wir aber auf die erste Bestimmung: nämlich „jemandem um seiner selbst willen gut sein", dann ist Selbstliebe durchaus möglich. Ja, sie ist auf eine besondere Weise notwendig. Denn, wenn es auch nicht stimmt, dass sich jeder selbst *der* Nächste ist, so stimmt

[14] Aristoteles, Rhetorik 1380b35. Ebenso Nikomachische Ethik 1155b31; 1166a2–6.

[15] Was es so merkwürdig macht, dass Aristoteles, Thomas und ihre Schüler in der Selbstliebe Grund und Muster aller Liebe sehen. Dazu: Heereman, Franziskus v., Der Eine für den Anderen. Historisch-systematische Untersuchung zum Verhältnis von Liebe als Güte und Person als Bild, Freiburg/München 2020, 246–250.

[16] Auch wenn der Slogan der Selbstbedienung dies suggeriert: in der Selbstbedienung wird König Kunde zwar bedient, ist aber zugleich unbezahlter Bediensteter.

[17] Man sollte dies als Spitzenform der Liebe nicht aus Angst vor großen Worten ausschließen. Denn erstens gibt es kaum große Liebesgeschichten und -lyrik, in denen die Liebenden nicht von der Bereitschaft, für den anderen zu sterben, beseelt sind. Zweitens geschieht solches immer wieder (man denke nur an die vielen Lebensretter, die sich selbst in Gefahr bringen, um andere zu retten). Drittens sterben wir in gewisser Hinsicht immer, wenn wir uns für jemanden einsetzen: wir geben Leben (nämlich einen Teil jener unwiederbringlichen Frist, die uns in diesem Dasein gegeben ist).

es sehr wohl, dass zu den Nächsten, denen gegenüber ich Verantwortung trage, unabweislich und immer ich selbst zähle. Wir haben eine Fülle von Pflichten uns selbst gegenüber, einfach deshalb, weil es eine Fülle von lebensnotwendigen Gütern gibt, die uns von niemandem als uns selbst zugeteilt werden können (Atmen, Essen, Lernen, Ausruhen, Genießen, etc.[18]). Nicht also, weil ich ich bin – und jeder Mensch ein Egoist ist, soll es mir auch um mich gehen, sondern, weil es mir um jede Person gehen soll, und ich selbst eine Person bin – die in bestimmten Feldern der Existenz niemanden haben kann, der für sie sorgen könnte, als sich selbst. Jeder ist sich selbst auf Gedeih und Verderb anvertraut – was (leider) im Maße des Ernstes dieser unabwälzbaren Anvertrauung auch immer bedeutet: ausgeliefert.

Und die Weise, wie wir dieser Verantwortung für uns selbst nachkommen, zeigt schon, dass die Selbstliebe, die die Tradition von Platon bis Pieper einfach als gegeben angenommen hat, mitnichten eine Selbstverständlichkeit ist. Die Selbstliebe kommt als Triebfeder und Maß für Ethik schon deshalb nicht in Frage, weil sie gar nicht per se intakt ist.

3. Nächstenliebe und Selbstliebe als Pflicht

Wir gelangen hier von der Anthropologie in die Ethik. Mit Beschreibungen von Faktizitäten kommen wir im Feld der Liebe gar nicht weiter – es gibt keinen Weg vom „is" zum „ought"[19]; nicht bloß deshalb, weil dies grundverschiedene Kategorien sind, sondern weil das „is" dem „ought" nicht entspricht, schon gar nicht in der Selbstliebe. Denn, wenn das „wie dich selbst" den Marker dafür angeben sollte, wie wir mit den Anderen umzugehen haben – wäre das Ganze ja an der bloßen Faktizität unserer Selbstliebe festgemacht. Und mit der ist es nicht allzu weit her.[20] Gerade was oft nach einem Exzess von Selbstliebe aussieht, ist alles andere als dieses: Wir lieben manchen fragwürdigen Genuss, manchen verstiegenen Luxus,

[18] Und für die höheren Güter, die wir nur empfangen können, gilt: Wir machen sie kaputt, wenn wir versuchen, sie uns zu nehmen, aber wir können sie nur empfangen, wenn wir sie *an*nehmen.

[19] Vgl. Hume, David, Über Moral, übers. v. Lipps, T., Kommentar v. Pauer-Studer, H., Frankfurt 2007, 31.

[20] Nach einem Bonmot von Jörg Splett: „Wir können uns selbst nicht besonders leiden, und lieben dann unseren Nächsten wie uns selbst." Vgl. die von Verf. herausgegebene Sammlung der Aphorismen Jörg Spletts auf http://splettgesellschaft.de/aphorismen.html.

manche sinnlose Ansammlung von Gütern und manche zweifelhafte Ehre, aber dass wir auf diese Weise uns selbst lieben, ist überhaupt nicht gesagt – wenn wir doch kühlen Kopfes eigentlich wissen könnten, und in unseren klareren Momenten auch tatsächlich wissen, dass uns dies alles nichts bringt als Scherereien und Enttäuschung. Gegen die naive Annahme der eudaimonistischen Tradition, dass die Selbstliebe durch das krumme Holz des Menschen gar nicht korrumpierbar sei[21], lesen wir bei Kierkegaard, dass unser größter Verräter wir selbst sind.[22]

Das heißt in die Dynamik der Liebe kommen wir überhaupt erst, wenn beides Gebot ist: die Nächstenliebe *und* die Selbstliebe.[23] Weshalb man der Selbstausbeutung eines besonders gewissenhaften Menschen, wie man ihn in der sozialen Arbeit wohl besonders häufig antrifft, eher etwas entgegenzusetzen hat, wenn man ihn an die Pflicht der Selbstliebe erinnert, als indem man ihn auffordert, doch ein bisschen weniger ethisch zu sein. – Es ist das sittliche Gute selbst, das von uns verlangt, der Person, die ich selbst bin, das Gute zukommen zu lassen, was ihr kein anderer als sie selbst beibringen kann.

Die Liebe ist ein Gebot. Man kann versuchen, die Preise zu senken, und Liebe zu einer supererogatorischen (= über das ethisch Geforderte hinausgehende) Einstellung erklären. Tatsächlich ist sie als Haltung, die wir einander schulden, aus dem öffentlichen Diskurs völlig verschwunden. Aber was sind die Alternativen, wenn Liebe ein zu großes Wort ist?

In aller Munde ist natürlich die *Toleranz* (gar als „Seele Europas"[24]). Sie ist die Haltung, den Anderen in seiner Andersheit zu

---

[21] Etwa Aquin, Thomas v., S. th. II-II 44,3 ad 1; anknüpfend an Augustinus, De Doc. Chr., Lib. I, Cap. 23, PL 34/27); Pieper, Josef, Über die Liebe, in: Wald, Berthold (Hg.), Werke in acht Bänden, Bd. IV, Hamburg 1996 [1972], 376 ff.

[22] „Wer einige Menschenkenntnis hat, wird gewiss zugestehen, er habe zwar oft gewünscht, die Menschen zum Aufgeben der Selbstliebe bewegen zu können, ebenso habe er aber auch oft wünschen müssen, dass es möglich sei, sie zu lehren, sich selbst zu lieben. […] O, man spricht in der Welt so viel von Verrat und Treulosigkeit, und Gott möge bessern, dass dies leider wirklich nur allzu wahr ist, aber lass uns darüber doch niemals vergessen, dass der gefährlichste Verräter von allen der ist, den jeder Mensch in sich selbst hat." (Kierkegaard, Sören, Der Liebe Tun, 28).

[23] „Das […], wodurch das Gebot der Nächstenliebe und das der Liebe zu sich selbst gleichsinnig werden, ist nicht bloß dieses ‚als dich selbst', sondern noch mehr das Wort ‚du *sollst*'" (ebd.).

[24] Merkel, Angela, Rede zum 500. Jahrestag der Reformation in Wittenberg, 31. 10. 2017. https://www.bundesregierung.de/resource/blob/975954/777952/ [zuletzt abgerufen am 17. 07. 2024].

dulden. Es ist offensichtlich, dass dies eine notwendige, keineswegs aber eine hinreichende Bedingung für Menschlichkeit ist.[25] Nirgendwo wird das so sichtbar wie in der sozialen Arbeit. Man stelle sich ein Altenheim oder ein Kinderheim vor, indem die Bewohner bloß toleriert würden.

Nächster Kandidat: *Solidarität.* Auch wichtig und mehr als Dulden und Ertragen, zudem weniger angreifbar und hochgestochen als Liebe. Dem Einzelnen soll es um das Ganze gehen, und dem Ganzen um den Einzelnen. Schon wahr. Aber der eigentliche Ort personaler Begegnung ist nicht das Verhältnis des Einzelnen zum Ganzen oder des Ganzen zum Einzelnen, sondern das Verhältnis einzelner zueinander.[26] Weil das Ganze nicht Person ist, lässt sich das, was wir vor allem brauchen (die Zuwendung von Personen), weder an das Ganze delegieren noch dem Ganzen gegenüber vollziehen.

Bleibt, wenn man den vollen Umfang ethischer Verhältnisse erreichen und doch den Begriff Liebe umgehen will, die *Gerechtigkeit:* Jedem geben, was ihm zusteht. Wie aber, wenn, was ihm zusteht, gerade die Liebe ist? – So jedenfalls sieht es die jüdisch-christliche Tradition, und so sieht es auch der kostbarste Begriff der jüngeren Ideengeschichte: Die Menschenwürde. Würde heißt über jeden Preis erhaben sein.[27] Selbstzwecklichkeit[28] – also kein Zweck, den man sich setzen kann oder nicht, sondern der immer schon gesetzt ist; der also

[25] Vgl. Heereman, Franziskus v., „Für! Statt bloß gegen Gegen.", in: Eulenfisch 27 (2021), 20–25.

[26] Und darüber hinaus wäre zu sagen, dass das Ganze ohnehin nur auf den Kredit der Einzelnen Sinn hat, weswegen R. Spaemann sich schon als Kind aus rein logischen Erwägungen über die allerorten zu lesende nationalsozialistische Parole zu wundern pflegte, wie „Dein Volk alles" sein kann, wenn „Du bist nichts" gilt. „Ich habe mich schon damals gefragt, was ich mir denn unter einem Volk aus lauter Nichtsen vorstellen soll" („Was macht Personen zu Personen?", in: Thomas, Hans; Hattler, Johannes (Hg.), Personen: Zum Miteinander einmaliger Freiheitswesen, Berlin/Boston 2012, 29–46, 29). – Eine gute Beobachtung Heimito von Doderers. „Gemeinschaft kann für die Dauer nicht auf einem Fundus gründen, den man gemeinsam hat, sondern sie muss auf dem Ungemeinen gründen, auf dem, was jeder an Einzigartigem, Persönlichem, Nicht-Mitteilbarem besitzt, auf dem, was ihn unersetzlich macht. Anders hat die Gemeinschaft keine Dauer, sondern artet zur Gemeinheit aus." (Doderer, Heimito von, Die Dämonen. Nach der Chronik des Sektionsrates Geyrenhoff, München 1956, 488).

[27] „Im Reiche der Zwecke hat alles entweder einen Preis, oder eine Würde. Was einen Preis hat, an dessen Stelle kann auch etwas anderes als Äquivalent gesetzt werden; was dagegen über allen Preis erhaben ist, mithin kein Äquivalent verstattet, das hat eine Würde" (Kant, Immanuel, Grundlegung zur Metaphysik der Sitten, Akademie-Ausgabe, Bd. IV, 434).

[28] Vgl. ebd., 429.

um seiner selbst willen zu wollen ist. Dieses, was um seiner selbst willen zu wollen ist, ist jeder Mensch. Und dieses „um seiner selbst willen wollen" und nach „Kräften dafür tätig sein" ist genau das, was gemäß dem Inhalt der Aristotelischen Freundschaftsdefinition und in Entgrenzung ihres Umfanges vom Freund zum Nächsten lieben heißt.[29] – Unterhalb dieses Anspruches der Menschenwürde kann es keine wahre Humanität geben (allenfalls Waffenstillstand aufgrund ausbalancierter Egoismen).

Lässt sie sich ableiten? Sie wäre nicht kategorisch, wenn sie von anderen Einsichten abhinge. Entsprechend nennt Kant diesen Imperativ ein „Faktum der Vernunft"[30], Levinas spricht von „der An-archie des Guten"[31]: Die Verträge sind schon gemacht; wir werden gar nicht erst gefragt, wir sind immer schon Hüter unseres Bruders und unserer Schwester. Die Tinte ist immer schon trocken. Menschsein heißt: immer schon, die Verpflichtung des Füreinanders eingegangen zu sein. Wir sind gefragt, aber nicht gefragt, ob wir gefragt werden wollen.

---

[29] Damit wird nun der Kantschen Tradition keineswegs ein ihr fremder Begriff untergeschoben. Liebe als *amor complacentiae* (oder als „pathologische") lässt sich natürlich, weil gefühlsmäßige Neigung, nicht gebieten, wohl aber *amor benevolentiae* (Grundlegung der Metaphysik der Sitten, AA IV, 399; Metaphysik der Sitten, AA VI, 402, 449 f.). Denn aus der Selbstzwecklichkeit resultiert nicht bloß die Pflicht zur Achtung der Rechte anderer, sondern zugleich „die Pflicht [...] ihre Zwecke (so fern diese nur nicht unsittlich sind) zu den meinen zu machen" (ebd., 450). – Dabei ist erstere „nur negativ" und mithin „eng", die zweite „weit" (will sagen: Es „ist unmöglich bestimmte Grenzen anzugeben: wie weit das gehen könne. [...] Also ist die Pflicht nur eine *weite*; sie hat einen Spielraum, mehr oder weniger hierin zu thun, ohne dass sich die Gränzen davon bestimmt angeben lassen" [ebd., VI, 393]), welche Weite im „Wie" keinesfalls auf das „Ob überhaupt" auszudehnen ist. Dass man dies dann obendrein gerne tut, ist nicht verboten, sondern im Gegenteil zu erstreben (Kritik der praktischen Vernunft, AA V, 83). Solange also mit Lieben nicht bloß eine emotionale Hinneigung gemeint ist, sondern der Wille zu Sein, Leben und Freiheit des anderen Menschen um seinetwillen, ist sie die exakte Entsprechung zur Selbstzweckformel.

[30] Kant, Immanuel, Kritik der praktischen Vernunft, AA Bd. V, 31.

[31] Womit er – gemäß des Bedeutungsfeldes von ἀρχή – einerseits die gewaltlose Herrschaft (126 f.) des Guten andererseits die Anfangslosigkeit dieser Herrschaft ineinander spielen lässt. Vgl. Lévinas, Emmanuel, Jenseits des Seins oder anders als Sein geschieht (übers. v. Wiemer, T.), Freiburg/München (1992 [1978] – für den ersten Aspekt vgl. 225 Anm. 4, 258 Anm. 19, für den zweiten 38, 125, 251, 306, 308, 325, 361.

4. Gottesliebe

In der Tat: so begegnet uns konkret die Verantwortung füreinander. Will man sie aber verstehen, stellt sich ein nicht unerhebliches Problem: Denn der Mensch ist qualitativ nicht unendlich, und soll doch unendlichen Wert haben. Er ist vielfach bedingt und soll doch unbedingt Selbstzweck sein.[32] Wie damit umgehen? Ich sehe vier Wege.

1) *Den Menschen verunendlichen.* Der Weg Ludwig Feuerbachs.[33] „Homo homini Deus est" – „das Wesen des Menschen [ist] das *höchste Wesen*"[34]. Ein Funke Realismus und Geschmack reicht, um zu sehen, dass dieser Weg nicht gangbar ist. Nach dem Gesetz des dialektischen Umschlages von Extremen in ihr Gegenteil wäre Enttäuschung noch das Harmloseste, was aus solcher Überladung des Menschen folgt.

2) *Vom unendlichen Wert des Menschen Abschied nehmen.* Endliches hat endlichen Wert, also auch der Mensch: entsprechend dann auch der spätere Feuerbach.[35] Allerdings ist es dann nur noch glückliche Inkonsequenz, wenn der Mensch nicht in Abwägungen rutscht, wie sie in den Diktaturen an der Tagesordnung sind – der Einzelne oder jedenfalls seine fundamentalen Rechte werden dem (vermeintlichen) Wohl des Ganzen geopfert. – Wenn dem Menschen keine unbedingte Würde zukommt, hat er bloß graduellen Wert. Und soziale Arbeit wäre genau dort im Einsatz, wo wir in den unteren Bereich solcher inhumanen Werteskalen kämen. Von woher dann die Entschiedenheit nehmen, gerade dort, den Menschen, dessen Nutzwert für das Ganze drastisch eingeschränkt ist oder gar einen negativen Saldo aufweist, mit unbeugsamer Achtung und Wertschätzung zu begegnen?

3) *Das Paradox aushalten.* Jeder Mensch hat unbegrenzten Wert, auch wenn nichts in ihm unbegrenzt ist. Gottseidank gibt es Menschen, die

[32] „Die Person hat eine Sinnbedeutung, die ihr Seinsgewicht übersteigt." (Guardini, Romano, Welt und Person. Versuche zur christlichen Lehre vom Menschen, Würzburg [5]1962 [1939], 143).

[33] Siehe dazu: Heereman, Franziskus von, „Atheismus ad Maiorem Hominis Gloriam? Feuerbach und das Verhältnis von (A-)Theismus und Humanismus.", in: Jahrbuch für Religionsphilosophie 15 (2016), 115–151.

[34] Feuerbach, Ludwig, Das Wesen des Christentums, in: Schuffenhauer, Werner, Ges. Werke, Bd. V, Berlin 2006, 444.

[35] Vgl. ebd., 126–140.

so leben (Albert Camus hat ihm im Dr. Rieux der „Pest" ein Denkmal gesetzt). Es gibt einen wirklichen säkularen Humanismus des einzelnen Menschen (und nicht bloß der menschlichen Gattung[36]).

Aber was tun, wenn einem die Zweifel kommen? Zweifel daran, dass der unerträgliche Andere wirklich zu bejahen ist; Zweifel, dass der in seinen menschlichen Fähigkeiten drastisch eingeschränkte Patient um nichts weniger unendlichen Wert, eben Würde hat; Zweifel, dass ich selbst der Liebe wert bin? – Brauchen wir dann nicht doch ein Fundament der Menschenwürde, das ihrer praktischen Geltung auch einen theoretischen Verstehensraum gibt? Hält die ethische Intuition der Menschenwürde, wenn sie ein Fremdkörper in unserer sonstigen Weltanschauung ist – wenn es nichts gibt, das die Unbedingtheit seiner Würde ontologisch stützen kann?

4) Was wäre ein solches Fundament? Dass es ein Unendliches gibt, das den endlichen Menschen unendlich würdigt. Der Kern des Schöpfungsglaubens: Wir sind nicht passiert, sondern absolut, weil vom Absoluten, gewollt – um unserer selbst willen.[37]

Aber seien wir hier genau! Es geht nicht darum, den unbedingten Anspruch der Menschenwürde theonom zu *begründen*, sondern diesen unbedingten Anspruch zu *verstehen* – der Praxis eine theoretische Einbettung zu geben, die sie nicht untergräbt.

Der Anspruch der Menschenwürde lässt sich nicht theologisch ableiten. Erstens hätte eine solche Abkünftigkeit von Ethik aus Religion fatale Folgen. Denn dann wäre nur der zu Güte und Anstand verpflichtet, der Gott kennt. Zweitens aber ist eine Ableitung des Gebotes aus Gott gar nicht möglich. Denn dann müsste man ja zunächst einmal begründen, warum es ethisch ist, Gott zu gehorchen. Die Versicherung, dass Gott befohlen habe, ihm zu gehorchen, ist

[36] Dieser nämlich muss keineswegs mit einer Liebe zum Einzelnen einhergehen. Vgl. sämtliche real existierende Kommunismen sowie den in dieser Hinsicht so hellsichtigen Dostojewski, der von einem Arzt erzählt, bei dem sich Liebe zur Menschheit und Liebe zum Menschen im reziproken Verhältnis entwickelt (Dostojewski, Fjodor Michailowitsch, Die Brüder Karamasoff, (übers. v. Rahsin, E.), München 1952 [1880], 92).

[37] Deswegen ist es keineswegs ein Zufall, dass die Intuition der Menschenwürde und die Institution der Menschenrechte sich zunächst vor allem dort ausbreitete, wo seit Jahrhunderten geglaubt wurde, dass der Einzelne für Gott selbst inkommensurablen Wert hat (dass diese Institutionalisierung oft gegen erhebliche Widerstände der Obrigkeit eben dieser Religion geschehen ist, stimmt, geht aber nicht zu Lasten dieses Glaubens, sondern zu Lasten seiner Beamten). Vgl. den Forschungsüberblick bei Angenendt, Arnold, „Das Gute am Christentum. Was hat das Christentum Gutes gebracht?", CiG 34, Freiburg i. Br. 2013, 377 f.

zirkulär. Das heißt: Ethik lässt sich gar nicht religiös begründen. Umgekehrt aber ist es so, dass in der Ethik selbst etwas aufscheint, das einen Gottesbezug nahelegt. Wer erfährt, dass er seinen Bruder lieben soll, den er sieht, der erfährt darin vielleicht die Gegenwart einer Liebe, die er nicht sieht.

Es kann also nicht um Begründung gehen. Sittlichkeit lässt sich nicht außersittlich begründen, ohne durch solche Begründung zerstört zu werden – denn, wer aufgrund außersittlicher Gründe für Sittlichkeit optiert, wäre gar nicht sittlich, sondern bloß interessiert an bestimmten Vorteilen.

Es geht um Verstehen. Um ein Verständnis der Welt, das sich mit dem Gedanken der Menschenwürde reimt, in der sie kein Fremdkörper ist. Und das sehe ich nur dort gegeben, wo es die Dimension des Absoluten gibt, in der ein absolutes Ja zum kontingenten Menschen gilt.

Damit aber stehen wir an dem Punkt, wo wir die Nächstenliebe-Formel, wie sie aus der biblisch-christlichen Tradition auf uns gekommen ist, noch einmal genauer ansehen müssen. Sie ist etwas anderes als die goldene Regel, die wir in fast allen Hochkulturen finden. Gemäß ihrer negativen Formulierung sollen wir den anderen nicht so behandeln, wie wir selbst nicht behandelt werden wollen („Was Du nicht willst, was man Dir tut, das füg auch keinem anderen zu"). Als solche reicht sie deutlich zu kurz (ähnlich der Toleranz): Denn dann wäre ja mit einer entsprechenden Unterlassung das Ziel der Menschlichkeit schon erreicht, was offensichtlich nicht der Fall ist. Im Wissen darum erreicht die Weltweisheit in vielen Kulturen auch die positive Formulierung: „Behandle jeden so, wie Du selbst behandelt werden willst." Das ist nah dran, und die Welt wäre ein anderer Ort, wenn wir uns zumindest daran hielten. Dennoch ist hier das Niveau des Gebotes der Nächstenliebe nicht erreicht, und zwar deshalb, weil meine Vorlieben als Maßstab gelten. Damit wiederholt sich, was wir oben gesehen haben: die Selbstliebe taugt nicht zum Maß der Nächstenliebe, aber das Problem liegt noch tiefer als dort, denn hier könnte ja selbst bei intakter Selbstliebe jemand es durchaus in Ordnung finden, von den anderen einfach nur in Ruhe gelassen zu werden, und wir wären wieder bloß auf der Ebene der Toleranz (einmal ganz abgesehen von masochistischen Tendenzen, die bei Regelanwendung natürlich in sadistischen Handlungen resultieren würden). Dagegen fordert die Nächsten/Selbstliebe-Formel nicht ein Verhalten nach dem Maß der eigenen Vorlieben oder Abneigungen, sondern die Liebe. Und damit entgrenzt sie, wir hatten es oben schon kurz bemerkt, diejenige Liebe, die Aristoteles für die Freunde vorhält. *Jeder* ist um seinetwillen zu bejahen.

Das heißt: Die Balance des „deinen Nächsten wie dich selbst" steht als Einheit selbst noch einmal in Balance zu einer anderen Liebe: der Gottesliebe. „Du sollst den Herrn, deinen Gott, lieben mit deinem ganzen Herzen und mit deiner ganzen Seele und mit deiner ganzen Vernunft. Das ist das wichtigste und erste Gebot. Das Zweite ist ihm gleich: Du sollst deinen Nächsten lieben wie dich selbst. An diesen beiden Geboten hängen das ganze Gesetz und die Propheten." (Mt 22,37-40) Es ist die Bejahung des Heiligen und Guten selbst, die das Fundament für eine unbedingte Nächstenliebe legt. Ja zu dem sagen, der absolut Ja zu uns sagt.

Selbst- und Nächstenliebe sind bedroht, wenn die Menschenwürde keinen intelligiblen Platz in unserer Weltdeutung haben. Man kann sich im Paradox des unendlichen Wertes eines endlichen Wesens halten, aber es ist überaus schwer, diese Haltung zu verteidigen, wenn sie von den Mühen des Alltags und den Grenzen unseres Herzens herausgefordert wird. Kennt der Mensch kein Wovonher seiner Würde besteht die Gefahr einer Zerreißung zwischen Überschätzung und Unterschätzung des Menschen. Die Überschätzung des Anderen als gottgleich führt in den burn-out, der enttäuschte Humanismus in den cool-out. Und in unserer Selbstbeziehung droht die Pendelbewegung zwischen Narzissmus und Selbstverachtung.

In die Balance des unendlich wertvollen Endlichen kommt die erschöpfte oder verunsicherte Nächsten- und/oder Selbstliebe nur durch das Ja zu dem, der göttlich Ja zu uns sagt. Und der Sinn des Gebotes der Gottesliebe ist genau dieser. Nach einem Aphorismus Jörg Spletts: „Gott will, dass wir ihn lieben, weil wir sonst seine Liebe nicht erkennen können. Man muss schon Gott sein, um dem anderen zu sagen: du sollst mich lieben. Wir sagen: ‚Wenn er's nicht freiwillig macht, soll er mir den Buckel runterrutschen. Ich hab auch meinen Stolz.' Gott hat keinen."[38] Der Sinn des Gebotes der Gottesliebe ist nicht, dass das Absolute unsere Liebe braucht, sondern dass wir ihrer bedürfen, um die Liebe, die Dir und mir „vor aller Leistung und trotz aller Schuld"[39] immer gilt, zu erfahren, und von ihr her – gesandt und befähigt – den Nächsten zu lieben wie uns selbst.

---

[38] Vgl. Anm. 20.

[39] Kliesch, Klaus, Spuren des Geistes, in: Bibel und Leben 28 (1989), 28–30, hier: 29.

Liebe deinen Nächsten – nur nicht wie dich selbst

Christliche Anstöße zur Selbstsorge in der Nächstenliebe

Georg von Lengerke

Vor einiger Zeit wurde der kleine Matteo von seinem Vater gefragt, wer im Kindergarten sein Freund sei. Darauf Matteo: „Emil und Ferdinand. Und ich." Darauf der Vater erstaunt: „Du?" „Ja", antwortete Matteo, „ich habe mich sehr gern". Viele Erwachsene können das nicht von sich sagen. „Die Annahme seiner selbst", so der Titel eines Buches von Romano Guardini, ist für viele Menschen ein Problem. Und das hat Folgen für die Annahme des Nächsten. Von dem sagt das Evangelium nämlich: Liebe ihn „wie dich selbst" (Mt 22,39). „Wer mit sich selbst schlecht umgeht, wem kann der gut sein?", schreibt Bernhard von Clairvaux in einem berühmten Brief an seinen früheren Schüler Papst Eugen III. Nächstenliebe ist eine schöne Sache für den geliebten Nächsten. Sollte man denken. Aber wenn einer, der sich selbst nicht gut ist, seinem Nächsten so gut sein soll, „wie sich selbst" – wer möchte dann gerne sein Nächster sein? „Liebe deinen Übernächsten", könnte sein Nächster ihm sagen, während er sich wegduckt. Oder: „Liebe deinen Nächsten, aber nur nicht wie dich selbst."

1. Nächstenliebe bis zum Geht-nicht-mehr

Ich kenne kaum jemanden im Dienst an seinen Mitmenschen, für den die Sorge für sich selbst und das Finden des rechten Maßes von Arbeit und Muße[1] nicht eine bleibende Herausforderung sind. Als Priester im Malteserorden begegnet mir diese Herausforderung besonders bei Menschen, die in der haupt- und ehrenamtlichen Pflege tätig sind, aber auch in den verschiedenen Berufen der Kirche. Je größer die Not der Anderen ist, umso größer ist auch die Gefahr, die eigene (dro-

[1] Im Begriff der Work-Life-Balance liegt ja schon selbst eine Schieflage. Arbeit gehört zum Leben. Und zum Leben gehört mehr als Arbeit. Nicht Arbeit und Leben sollen also ins Gleichgewicht gebracht werden, sondern Arbeit und Ruhe, die beide zum Leben und ihr rechtes Maß zum guten Leben gehören.

hende) Not der Erschöpfung für nachrangig zu halten oder zu verdrängen.[2] Die Gründe dafür sind mannigfaltig. Manche liegen in den Arbeitsbedingungen, andere in den Erschöpften selbst. Es gibt allerdings auch Schieflagen im Verständnis des Christlichen, die einer angemessenen Sorge für sich selbst im Wege stehen.

Zum einen gibt es eine Tendenz zur Moralisierung. Viele Christen hören im Evangelium eher, was sie tun sollen, als was sie sich gefallen lassen dürfen; eher was sie geben sollen, als was sie empfangen dürfen; eher was sie sagen sollen, als was sie hören dürfen. Wo von der christlichen Spiritualität aber nur noch die Nächstenliebe übrigbleibt, wo es nur noch um menschliches Tun und nicht mehr um göttliche Gnade geht, dort darf man sich nicht wundern, wenn die Menschen bald nicht mehr können.

Zum anderen kann ein falsches Verständnis von „Selbstlosigkeit" oder „Selbstverleugnung" einem guten Umgang mit sich selbst und den eigenen Kräften und Bedürfnissen hinderlich sein. Wenn Jesus Menschen auffordert, sich „selbst zu verleugnen", um ihm nachzufolgen (Mt 16,24), dann geht es nicht um Selbstverachtung, sondern um Selbstvergessenheit. Es geht darum, sich zu lassen und Abstand zu nehmen von sich selbst, um so einen neuen Blick zu bekommen für das, worauf es in der Begegnung mit Gott und den Nächsten ankommt. Es geht um jenen Abstand von sich selbst, den der kleine Matteo hat, wenn er sich selbst ganz selbstverständlich wie die anderen zu seinen eigenen Freunden zählt.

Einem liebevollen Schauen nach sich selbst ist schließlich auch das der „Selbstverleugnung" entgegengesetzte Extrem hinderlich: das selbstverliebte Kreisen um und Beschäftigtsein mit sich selbst. Ein Festhalten seiner selbst, das den Menschen sowohl daran hindert, sich zu geben, als auch geschenkt zu bekommen, was er sich selbst nicht geben kann. Eine Unabhängigkeit, die zur Unbeschenkbarkeit, eine Autonomie, die zur ‚splendid isolation' wird.

In der christlichen Spiritualität nimmt das rechte Verhältnis des Daseins für die Anderen und des Daseinlassens der Anderen für sich selbst einen großen Raum ein. Allerdings immer erweitert um eine dritte Beziehung. Und die ist Fundament und Ermöglichung der

[2] Untersuchungen zeigen, dass die Gefahr von Erschöpfung, Überforderung oder „Burn-out" in Pflegeberufen überdurchschnittlich häufig sind. Vgl. den Bericht im Ärzteblatt, https://www.aerzteblatt.de/nachrichten/146309/Pflegekraefte-arbeiten-nach-wie-vor-am-Limit und die 2023 von der Barmer erhobene Pflegestudie 2.0, https://www.bifg.de/media/dl/Pflegestudie-Erste-Ergebnisse-2023.pdf [beide abgerufen am 5. Februar 2024].

beiden anderen: Das Angenommensein meiner selbst und meines Nächsten von Gott und die Sorge Gottes um mich und meinen Nächsten.

2. Als erstes Dankbarkeit – Nur wer sich hat, kann sich geben

„Ich habe so viel mehr erhalten, als ich gegeben habe", sagte mir neulich wieder ein junger Mann während eines Projektes der Malteser mit schwerstbehinderten Menschen. Wir sprachen über den guten Umgang mit sich selbst. Auch ich kenne das Glück, Menschen glücklich zu machen, die Erleichterung, zu einer Wende zum Guten im Leben anderer beigetragen zu haben, und die Dankbarkeit für die Freude, die ich jemandem machen konnte. Aber ich bin nicht dazu angetreten, um mir von anderen das Gefühl geben zu lassen, nützlich, wirksam und gut zu sein. Die „zwischenmenschliche Rendite" ist etwas Schönes, sie ersetzt jedoch nicht die Sorge um sich selbst. Sie wird dazugegeben, wo es uns um den Anderen um seiner selbst willen geht – und wo es dem Anderen um unseretwillen geht.

Auch im Evangelium gibt es diese Logik, dass wir die Talente, die wir einsetzen, die Samenkörner, die wir säen, ja sogar Verwandte und Freunde, die wir zurücklassen, um ein Vielfaches vermehrt wieder erhalten. Aber in all diesen Erzählungen geht es nicht vor allem um den Gewinn, sondern zuerst um die Annahme dessen, was der Mensch zuvor bekommen hat und also ins Spiel bringen, investieren oder verschenken kann. Im Gleichnis von den Talenten (Mt 25,14–30) verteilt ein Hausherr in verschiedenem Maß Gaben, die seine Leute auf unterschiedliche Weise investieren oder nur vergraben. Aber die Moral von der Geschichte lautet nicht: „Wer gibt, der erhält noch mehr zurück." Sondern: „Wer hat, dem wird gegeben." Und: „Wer nicht hat, dem wird auch noch weggenommen, was er hat." (Mt 25,29) Offenbar geht es um verschiedene Weisen des „Habens". Es gibt Gaben, die haben wir zwar bekommen, aber nicht angenommen. Und was wir nicht angenommen haben, das freut uns auch nicht, noch können wir es einsetzen. Was wir haben, ohne es angenommen zu haben, das verkommt oder vergeht, geht verloren oder wird weggenommen. So verstanden sagt das Evangelium: „Wer [angenommen] hat, dem wird gegeben." Und: „Wer nicht [angenommen] hat, dem wird auch noch weggenommen was er [nicht angenommen] hat." Es geht also zunächst um Annahme und Dankbarkeit. Wir sind uns gegeben. Um unserer selbst willen. Und für die Anderen.

Während der Pandemie war ich in einer seelsorglichen Einsatzgruppe, deren Mitglieder Covid-19-Patienten besuchten, um ihnen die Sakramente zu spenden oder für ein Gespräch da zu sein. Eine freundliche alte Dame wollte mir am Ende des Besuchs eine alte Geldbörse mit einer Spende mitgeben. Ich sagte ihr, die dürfe ich leider nicht annehmen wegen der Infektionsgefahr. Darauf Sie energisch: „Pater Georg, jetzt haben sie sich mal nicht so! Wenn sie sich vor dem Besuch so gehabt hätten, wären sie gar nicht erst zu mir gekommen."

Das saß. Stellen sie sich nicht so an, hieß das. Nicht beim Geben und nicht beim Empfangen. Wenn sie sich vorher beim Geben so angestellt hätten, wie jetzt beim Empfangen, dann wären sie gar nicht erst zu mir gekommen. Haben sie sich! Aber haben sie sich nicht so! Haben sie sich so, dass sie sich mit Gott den Menschen geben können, und so, dass sie empfangen können, was Gott mit den Menschen ihnen schenken will.

3. Meine Grenzen zu kennen heißt, verlässlich zu werden

Sich zu haben bedeutet auch, Verantwortung für sich und sein Lebenshaus übernehmen zu können. Vor einiger Zeit fragte mich eine Freundin, ob ich einige Monate später zu einer Abendveranstaltung kommen könne. Der Ort lag eine gute Stunde Fahrtzeit entfernt. Ich erbat mir Bedenkzeit. Zwar war der Abend noch frei, aber es war der einzige in dieser Woche. Diese Abende dauerten erfahrungsgemäß lang, und ich würde erst nach Mitternacht im Bett sein. Bald darauf sagte ich ab. „Da bin ich aber froh, dass Du absagst", meinte die Freundin. Ich war kurz verwirrt und frotzelte dann zurück, sie hätte auch ruhig traurig über meine Absage sein können. „Bin ich auch", lachte sie, „aber noch mehr bin ich froh, dass Du absagst, wenn Du nicht gut kannst. Wenn ich das weiß, traue ich mich auch in Zukunft, Dich zu fragen, ohne ein schlechtes Gewissen zu haben." Plötzlich ging mir auf, wie sehr ich unbewusst durch Unentschiedenheit die Verantwortung für meine Erschöpfung und Unausgeglichenheit an andere delegiere, die sich unter Umständen immer weniger trauen, mich überhaupt zu fragen, um nicht am Ende für meine Überforderung mitverantwortlich zu sein.

Eine solche Delegation von Verantwortung wird auch durch ein Pathos der „Entgrenzung" gefördert, das insbesondere in der Kirche und in humanitären Institutionen vorkommt. Dem Pathos der Entgrenzung ist jede Grenze verdächtig. Auch die von Kapazität, Kraft und Verfügbarkeit. Wer aber an seine Grenzen kommt, der diskriminiert nicht jene, die auf der anderen Seite auf ihn warten. Wer meint, er könne einfachhin „allen alles werden“ (vgl. 1 Kor 9,22), also allen zu Willen sein, allen alles recht machen oder durchgehen lassen, dem marschiert sein inneres Helferlein entschlossen voran in die sichere Erschöpfungsdepression.

Einige Tage nach dem Gespräch mit der Freundin fiel mir ein unzählige Male gelesenes Psalmwort aus dem Stundengebet auf, das ich mit einem Mal tiefer verstand: „Er [Gott] verschafft deinen Grenzen Frieden.“ (Ps 147,14) Wer seine Grenzen kennt, sie annimmt, mit ihnen im Frieden ist und sie kommunizieren kann, der wird verlässlich für die anderen. Grenze ist ja nicht nur die Beschränkung eines Menschen, sondern auch seine Kontur und also die Sichtbarkeit, Erkennbarkeit und Verlässlichkeit seiner Lebensgestalt.

4. Wer ist mein (Aller-)Nächster? Der Samariter!

Bei genauerem Hinsehen trägt das Evangelium der Selbstsorge auf viele Weise Rechnung. Auch dort, wo man es nicht vermutet. Kein Text wird so häufig als Urzeugnis der christlichen Nächstenliebe zitiert wie das Gleichnis vom Barmherzigen Samariter (Lk 10,25–37). Die Geschichte des Fremden, der – anders als seine frommen Zeitgenossen – an der Not eines ausgeraubten Verletzten nicht vorbei geht, sondern ihm hilft, scheint für viele Christen die Zusammenfassung des Evangeliums schlechthin zu sein. Jesus erzählt das Gleichnis als Antwort auf eine doppelte Frage, die ihm ein Schriftgelehrter stellt: Zuerst: Was ist das Wichtigste im Leben? Die Antwort: Gott mit allen Kräften lieben und den Nächsten wie sich selbst. Und dann: Wer ist denn mein Nächster? Auf diese Frage hin erzählt Jesus das Gleichnis vom Barmherzigen Samariter, der sich des unter die Räuber Gefallenen annimmt, seine Wunden versorgt, ihn zum Gasthaus bringt und organisiert, dass der Wirt sich um ihn kümmert. Schon das ist bemerkenswert: Der Samariter macht nicht alles. Sondern nur das, was unvertretbar nur er machen kann. Dann delegiert er das, was seine Möglichkeiten übersteigt.

Aber noch etwas anderes beschäftigt mich jedes Mal, wenn ich diese Stelle lese. Die Ursprungsfrage war, wer der Nächste des Schriftgelehrten sei, den er lieben soll. Die Antwort Jesu lautet: Der Nächste des unter die Räuber Gefallenen ist der Samariter! Der

Schriftgelehrte soll sich gar nicht zuerst am Samariter ein Beispiel nehmen, sondern an dem ausgeraubten Verletzten. Dessen Allernächster ist der Samariter, dessen Hilfe und Sorge er annehmen soll. Erst danach heißt es: „Dann geh, und handle genauso!" Die Antwort Jesu scheint mir eine dreifache zu sein: Erstens: Du bist dem unter die Räuber Gefallenen nicht unähnlich. Zweitens: Dein Allernächster ist auch der, der an deiner Not nicht achtlos vorüberging. Und drittens: Dass einer an deiner Not nicht achtlos vorüberging, befähigt dich, genauso zu handeln und zum helfenden Nächsten deiner Nächsten zu werden.

Es gibt ein Bild des Barmherzigen Samariters im Rossano-Codex aus dem 6. Jahrhundert, auf dem der Samariter mit einem Heiligenschein mit Kreuz dargestellt ist. Das heißt: Der Allernächste des Menschen, auch des Erschöpften, der sich von inneren und äußeren Ansprüchen hat ausrauben lassen, ist Christus. Und wer sich von ihm helfen, ihn für sich sorgen lässt, wird seinerseits zum Nächsten derer, die in Not sind. Der heilige Andreas von Kreta mag Anfang des 8. Jahrhunderts auch die Erschöpfung durch ein falsches Denken im Sinn gehabt haben, als er schrieb: „So wie jener, der auf dem Weg nach Jericho unter die Räuber fiel, bin ich unter die Schläge meiner Gedanken gefallen. Durch sie wurde ich misshandelt. Voller Wunden bin ich. Du aber, Christus, mein Erlöser, komm und rette mich. (…) Bleibe Du stehen und hab Erbarmen mit mir."[3]

5. Das Hören kommt vor dem Tun

Im Gleichnis vom Barmherzigen Samariter steht die Nächstenliebe im Mittelpunkt. Und zwar sowohl als Nächstenliebe zum Anderen, als auch als Nächstenliebe des Anderen zu mir. Unmittelbar im Anschluss erzählt der Evangelist Lukas von der Begegnung Jesu bei einer befreundeten Familie in einem Ort kurz vor Jerusalem (Lk 10,38–42). Zwei Schwestern sind seine Gastgeber. Die eine, Marta, empfängt ihn und sorgt für das Essen. Die andere, Maria, sitzt zu seinen Füßen und hört ihm zu. Die Lage ist gespannt und eskaliert in einem offenen Konflikt zwischen den Schwestern, den Jesus schlichten soll. „Herr, kümmert es dich nicht, dass meine Schwester die Arbeit mir allein überlässt?" (Lk 10,40b) Die empörte Frage ist mehr als die Klage über die vermeintlich faule Schwester. Es ist die

[3] Andreas von Kreta, Großer Bußkanon, Troparien 14 und 15 zu Lk 10,29–37.

existentielle Frage, ob Jesus überhaupt nach ihr fragt und sie sieht – sie und ihre viele Mühe und die ihr allein überlassene Arbeit, die sie überbeansprucht und erschöpft. Marta verwendet die gleiche Formulierung wie die Jünger im sinkenden Boot auf stürmischer See, die den gerade noch schlafenden Jesus fragen: „Meister, kümmert es dich nicht, dass wir zugrunde gehen?" (Mk 4,38) Der Schmerz Martas ist der Schmerz aller ungesehenen Erschöpften, die im Vielerlei ihrer Beanspruchung unterzugehen drohen.

Die Antwort Jesu an Marta wird oftmals nur als Zurechtweisung gehört und hat daher Generationen von hart arbeitenden Hausfrauen den Eindruck gegeben, in all der Arbeit nun auch noch gerügt zu werden, nicht fromm genug zu sein: „Marta, Marta, du machst dir viele Sorgen und Mühen. Aber nur eines ist notwendig. Maria hat den guten Teil gewählt, der wird ihr nicht genommen werden." (Lk 10,41–42) Es ist Marta selbst, die sich die Sorgen und Mühen gemacht hat. Lukas sagt von ihr, sie „war ganz davon in Anspruch genommen, zu dienen" (Lk 10,40). Die Arbeit ist ihr ein und alles. Sinn und Zweck ihres Daseins. Es gibt nichts darüber hinaus. Über die viele Arbeit hat sie „das Eine" vergessen, auf das es allein ankommt: nämlich zu hören, was der Gast, für den sie ursprünglich da sein wollte, eigentlich für sie und von ihr will.

Übrigens werden beide Schwestern ins Lot kommen müssen: Marta gehört der Arbeit und überhört den Gast, auf den sie hören sollte. Maria hört den Gast und wird sich früher oder später an die Arbeit machen müssen, um zu tun, was er sagt. Wo wir mit dem Vielen aufhören, um auf die eine Stimme in allen Stimmen zu hören, die für uns da ist und uns sagt, worauf es ankommt, da kommt das Leben ins Lot. Und da werden wir daran erinnert, dass nicht der Mensch zuerst für Gott da ist, sondern Gott zuerst für den Menschen, dass nicht zuerst wir lieben, sondern zuerst geliebt worden sind. Das soll der Mensch erlauben. Das darf er sich gefallen lassen. Und das fällt schwer.

6. Als Geliebte lieben

Das fällt so schwer, dass sogar der Apostel Petrus, dem Jesus am meisten anvertraut hat, sich buchstäblich mit Händen und Füßen dagegen wehrt. Das Johannesevangelium berichtet, wie Jesus vor dem Abendmahl den Jüngern die Füße waschen will. Einem nach dem anderen. Ein Dienst, den sonst Sklaven taten, und zugleich ein

Zeichen großer Intimität. „Niemals sollst du mir die Füße waschen!", bricht es aus dem Ersten der Apostel heraus. „Wenn ich dich nicht wasche", antwortet ihm Jesus, „hast du keinen Anteil an mir." (Joh 13,8) Wie das Gleichnis vom Barmherzigen Samariter ist auch die Fußwaschung eine der Stellen, wo die meisten Hörer sofort in die Moralisierungsfalle tappen: Tun, was der Samariter tut. Tun, was Jesus tut. Bei der Fußwaschung legt sich das besonders nahe: „Ich habe euch ein Beispiel gegeben, damit auch ihr so handelt, wie ich an euch gehandelt habe", sagt Jesus, nachdem er die Füße der Jünger gewaschen hat (Joh 13,15). Also: aufstehen, Ärmel hochkrempeln und Füße waschen? Nein. Denn vor dem „auch ihr" kommt das „an euch". Die Jünger sollen nicht einfach nachmachen, was Jesus vormacht. Das können sie gar nicht. Sondern sie sollen sich zuerst gefallen und an sich geschehen lassen, was Jesus ihnen tun will. Sie sollen, wie Jesus sagt „Anteil bekommen" an ihm und seinem Leben und seiner Beziehung zu Gott dem Vater, aus der er sich empfängt und aus der er lebt. Kurz, sie sollen sich lieben lassen.

Das ist der Grund, warum für Juden und Christen Nächstenliebe und Gottesliebe untrennbar zusammengehören. Nicht die menschliche Nächstenliebe macht den christlichen Unterschied. Die gibt es auch außerhalb des christlichen Glaubens, wo sie mitunter sogar heller leuchtet. Den Unterschied macht die Gottesliebe aus, sowohl als Liebe Gottes als auch als Liebe zu Gott. Und die hat Folgen für die Liebe zum Nächsten und für die Sorge um sich selbst. Die Gottesliebe geht der Nächstenliebe voraus. Wir sind geliebt, bevor wir lieben. Die Liebe Gottes gilt uns und unseren Nächsten. Sie ist nicht nur Gebot oder Motivation, sondern selbst Gabe und Formgeberin der Liebe zum Nächsten.

Von Franz von Assisi wird erzählt, er sei durch seine Heimatstadt gelaufen und habe weinend gerufen „Die Liebe wird nicht geliebt!"[4] Wer sich entscheidet „die Liebe zu lieben" und sich ihr liebend anzuschließen und sie mitzuvollziehen, der muss damit rechnen, dass er zu bestimmten Zeiten mit den Menschen um sich auch die Erschöpfung und Überforderung aushalten soll. Aber in dem Maße, in dem er sich lieben lässt, wird er auch als Gesuchter suchen und als Gefundener finden, als Getrösteter trösten und als Geliebter lieben.

[4] Fontes franciscani Nr. 1413.

7. Mein Nächster war schon geliebt und wird es sein

Wo Menschen ernst damit machen, dass zur Selbstliebe gehört, sich von Gott und den Menschen lieben zu lassen, und erfahren, was sich verändert, wenn sie als Geliebte lieben, da verändert sich auch ihr Bild vom Nächsten und sie gewinnen eine realistische Wahrnehmung ihrer Verantwortung für ihn. Denn auch mein Nächster ist der geliebte Mensch Gottes. Er ist nicht länger bloß „ein Mensch in meiner Nähe". Er ist die Schwester oder der Bruder, für die oder den einer sein Leben gab, mit der oder dem einer sich verbunden hat – mit allen Konsequenzen, vom ersten Augenblick seines Daseins und noch durch den Tod hindurch. Das war mein Nächster bereits, bevor ich hinzukam. Das wird er noch sein, wenn ich nicht mehr mit ihm gehen und für ihn da sein kann. Denn Gott will den Menschen nicht ohne seinen Nächsten lieben – wohl aber über ihn hinaus.

Spätestens an dieser Grenze ist es an der Zeit, sich einzugestehen, dass ich mehr nicht tun kann. Das allererste Wort des heiligen Johannes des Täufers im Johannesevangelium lautet: „Ich bin nicht der Christus." (Joh 1,20) Das ist ein gewichtiges und gar nicht selbstverständliches Wort. Besonders für Menschen, die die Gabe haben zu helfen, die für Menschen in Not Verantwortung tragen und also Macht über sie haben. Je größer die Gabe, die Verantwortung und die Macht, umso notwendiger das Eingeständnis, umso schmerzlicher die Enttäuschung und umso größer die Erleichterung: Ich bin nicht Gott. Gott ist ein anderer.

Wir reden zwar von „Erster Hilfe", wenn wir als erste an einen Unfallort kommen. Und wir sprechen von „Letzter Hilfe", wenn wir Menschen im Sterben begleiten. Aber genaugenommen sind wir weder Ersthelfer noch Letzthelfer. Gott war vor uns da, und er wird nach uns da sein. Wir sind Mithelfer dazwischen, die ihre Nächsten kommen und gehen lassen sollen, sie von Gott empfangen und Gott anvertrauen dürfen. Und auf diesem Weg zwischen Willkommen und Abschied wird etwas Weiteres bedeutsam. Mein Nächster und ich haben in Gott einen gemeinsamen Ursprung, einen gemeinsamen Helfer und ein gemeinsames Ziel. Einen, der uns beiden gut ist. Einen, der für uns beide sorgt. Manche Menschen erlauben sich die Pause, die Erholung und das Dasein eines Anderen für sie erst dann, wenn sie (sei es durch Einsicht oder Schicksalsschlag) ihre verborgene Gönnerhaftigkeit abgelegt haben und vom hohen Ross des Helfenkönnens herabgestiegen sind auf jenen Existenzgrund des Menschlichen, auf dem wir erfahren und erkennen, dass wir mit unseren Nächsten auf Hilfe und Barmherzigkeit angewiesen sind.

8. Schlafen als Zeugnis für die Hoffnung

„Mami, ich bin müde", sagte die dreijährige Tochter von Freunden neulich, „ich will ausruhen". Sprach's und wurde von ihrer Mami auf eine Kuscheldecke in ihrem Zimmer gelegt, wo sie bald schlummerte. Das fand ich bemerkenswert. Anderen Kindern fällt es schwer, zuzugeben, dass sie müde sind. Sie werden erst überdreht, dann knatschig und schließlich gibt's Tränen. Mir sagte jemand, das komme davon, dass Eltern ihre Kinder zur Strafe ins Bett schicken. Schlafengehen sollen ist dann Ausschluss vom Leben. Wachbleiben wird zur Überlebensfrage. Das ist nicht nur bei Kindern so. Vielen Menschen fällt es ein Leben lang schwer, zuzugeben, dass sie müde und erschöpft sind. Vor allem dort, wo sie sich über das definieren, was sie tun, wem sie nützen und was sie bewirken. Dann ist phasenweise Erschöpfung nicht einfach ein normaler und gesunder Vorgang, sondern ein Zeichen der Schwäche, des Versagens und des drohenden Entzugs der Teilhabe am Leben. Wenn Arbeit das Leben ist, dann ist Schlafen der Tod.

Im Evangelium gibt es eine Stelle, an der Jesus daran erinnert, dass das Entscheidende geschieht, während der Mensch schläft: „Mit dem Reich Gottes ist es so, wie wenn ein Mann Samen auf seinen Acker sät; dann schläft er und steht wieder auf, es wird Nacht und wird Tag, der Samen keimt und wächst und der Mann weiß nicht, wie. Die Erde bringt von selbst ihre Frucht, zuerst den Halm, dann die Ähre, dann das volle Korn in der Ähre. Sobald aber die Frucht reif ist, legt er die Sichel an; denn die Zeit der Ernte ist da." (Mk 4,26–29) In der Zeit, in der „der Samen keimt und wächst", ohne dass etwas zu tun bliebe, ist Schlafen aber nicht nur eine sinnvolle Weise, die Zeit zu nutzen, und mehr als eine effektive Maßnahme zum Leistungserhalt.

Bei dem französischen Buchhändler und Schriftsteller Charles Péguy findet sich ein wunderbarer Text über den Schlaf und die Hoffnung. „Der Schlaf ist der Freund des Menschen. Der Schlaf ist der Freund Gottes. Der Schlaf ist vielleicht meine schönste Schöpfung", lässt Péguy Gott sagen.[5] Und in der folgenden Gottesrede klagt der

[5] Péguy, Charles, Mysterium der Hoffnung, in: Sartory, Gertrude; Sartory, Thomas (Hg.), Im Schweigen des Lichts. [Texte zum Nachdenken], Freiburg i. Br. 1982, 96.

Schöpfer darüber, dass die Menschen es nicht fertigbringen, ihm ihre Geschäfte und den Lauf der Welt anzuvertrauen, während sie schlafen. „Als ob ich nicht fähig wäre, sie eine Nacht lang sicher zu lenken." Der Schlaf, so Peguy, ist ein Zeichen und Zeugnis der Hoffnung. „Wer nicht schläft, ist untreu der Hoffnung."[6] Wer aber schläft oder erst wieder schlafen lernt, der übt sich ein in das Vertrauen, dass das Entscheidende, das wir nicht vollbringen können, geschieht, während wir schlafen.

Ich schreibe diesen Aufsatz in anspruchsvoller Zeit. Je größer die umgebende Not (oder je näher ein ultimatives Abgabedatum), umso schwerer fällt die Sorge für sich selbst. Manchmal muss ich schmunzeln, wenn ich sehe, was mir zu diesem Thema einfällt und was davon mir selbst gelingt. Manches gelingt auch in der einen Lebensphase besser als in der anderen. Und heute gelingt mir mehr als früher: Danken für die erfahrene Güte und das, was mir gegeben und geschehen ist. Meine Grenzen kennen und mit ihnen Frieden machen (und sie nicht allzu oft überschreiten). Sagen, was geht, und verlässlich werden. Gott und den Seinen erlauben, mir gut zu sein. Jeden Tag zu bestimmten Zeiten still werden und hören, worum es mir gehen soll, um zu tun, was ich gehört habe. Glauben, dass mein Nächster um alles in der Welt geliebt ist – schon bevor ich kam und noch immer, wenn ich gegangen bin. Und mit Gott mitlieben. Ferien machen und Freunde pflegen. Und da ich meist zuhause arbeite: mittags eine Viertelstunde schlafen. Nur der Nachtschlaf könnte noch länger werden…

„Liebe Deinen Nächsten wie dich selbst" ist nur dann kein bedrohliches Gebot, wenn einer sich gut ist. Sich gut zu sein, lernen wir von denen, die uns gut sind. Die Christen glauben: Einer ist uns ganz gut. Unbedingt und um jeden Preis. Und dieser Eine sagt auch: „Liebt einander wie ich euch geliebt habe." (vgl. Joh 13,34) Nicht nur „wie dich selbst", sondern auch „wie ich dich". Du bist nicht allein mit deiner Liebe zu dir. Und du bist dir anvertraut. Wo ein Mensch das Gott und seinen Nächsten glaubt, da kann er mit dem kleinen Matteo sagen: „Ich habe mich sehr gern." Und wir, seine Nächsten, werden uns freuen, wenn er uns liebt wie sich selbst.

---

[6] Ebd., 97.

II. Arbeitswelt im Wandel – Arbeitgeberperspektive

Zwischen Leistungsdruck und Work-Life-Balance

Chancen und Herausforderungen für neue Arbeitsformen in der humanitären Hilfe

Clemens Graf v. Mirbach-Harff

Die Forderung nach modernen Arbeitsformen, geprägt von Autonomie und flexiblen Strukturen, ist in den letzten Jahren lauter geworden. Arbeitnehmerinnen und Arbeitnehmer wünschen sich zunehmend flachere Hierarchien, flexible Arbeitsgestaltung und Home-Office-Optionen. Dazu kommt, dass die COVID-19-Pandemie die Entwicklung dieser sogenannten New-Work-Prinzipien beschleunigt und deren branchenübergreifende Umsetzung vorangetrieben hat. Im Sektor der humanitären Hilfe und Entwicklungszusammenarbeit wurde dieser Wandel durch mehrere Faktoren begünstigt.

Die zugehörigen Case Studies stammen von Malteser International (MI). MI ist eine internationale humanitäre Hilfsorganisation. Sie ist das Hilfswerk des katholischen Souveränen Malteserordens und erfüllt dessen Auftrag, „den Armen und Kranken zu dienen". Seit 1956 besteht die Hauptaufgabe darin, die Gesundheit und das Wohlergehen notleidender und vertriebener Menschen auf der ganzen Welt zu verbessern. MI leistet Not- und Katastrophenhilfe unmittelbar nach akuten Katastrophen und setzt sich für die Rehabilitation und den Wiederaufbau der betroffenen Gemeinschaften ein. Häufig arbeitet MI an vorderster Front, um denjenigen, die es am dringendsten benötigen, sofortige und langfristige Hilfe zu leisten.

Nachfolgend werden einige grundlegende Inhalte thesenartig vorgestellt.

1. Grundlagen

- **Notwendige Entwicklungen in Zeiten der Pandemie:** Die weltweiten Ausgangssperren ab März 2020 zwangen Malteser International, sich schnell auf Fernarbeit (hier als Homeoffice oder Mobiles Arbeiten zu verstehen) und virtuelle Interaktionen einzustellen. Da das Kerngeschäft von MI in der Gesundheit und Vorsorge in schwierigen humanitären Kontexten besteht, war diese Umstellung nicht nur eine Anpassung an die neuen Arbeitsbedingungen, sondern vor allem ein Mittel, um weiterhin Hilfe für notleidende Menschen zu leisten und die Projektpartner in 32 Ländern zu unterstützen.

- **Technologische Fortschritte als Unterstützung:** Fortschritte in der Technologie, wie z. B. Cloud Computing, Videokonferenzen und Plattformen für die Zusammenarbeit, erleichterten den Übergang zur Telearbeit und ermöglichten eine nahtlose Kommunikation und Zusammenarbeit. Bei MI wurde wenige Wochen vor dem Bekanntwerden des Virus ein Software-Update auf Office 365 von Microsoft durchgeführt. Die Einbindung von MS Teams war somit gegeben. Teams war jedoch eine noch unbekannte und wenig genutzte Funktion. Als Standardkommunikation zwischen Projektebene im Feld und im Headquarter wurde bis dahin weitgehend E-Mail oder Skype genutzt.
- **Erwartungen der Mitarbeitenden:** Die Mitarbeiterinnen und Mitarbeiter legen zunehmend Wert auf Flexibilität, Autonomie und eine bessere Work-Life-Balance. Die Pandemie hat die Machbarkeit und die Vorteile dieser New-Work-Praktiken deutlich gemacht. Durch diese Vorteile konnten einige der Nachteile kompensiert werden, die durch teils staatlich erzwungene Maßnahmen zur Eindämmung von COVID 19 entstanden sind. Dies gelang je nach Möglichkeiten der Kolleginnen und Kollegen, nach Unterbringung und den jeweiligen Räumlichkeiten.
- **Organisatorische Umsetzung:** Die Unternehmen erkannten die potenziellen Vorteile von New Work, wie Kostensenkungen, Zugang zu einem breiteren Talentpool sowie gesteigertes Wohlbefinden und Produktivität der Mitarbeitenden. Die Einführung von risikoeindämmenden, teils sehr strikten Maßnahmen während der Pandemie führten bei MI nicht zu Produktivitätsrückgängen, gemessen am Projektumsatz.

Im Sozial- und Gesundheitssektor hat die Einführung von neuen Arbeitsweisen sowohl Chancen als auch Herausforderungen mit sich gebracht.

2. Chancen

Im Sektor der humanitären Hilfe, die naturgemäß oft in abgelegenen und/oder schwer zugänglichen Gebieten umgesetzt wird, führen die technischen Entwicklungen und Arbeitsweisen zu einem verbesserten Zugang zu Austausch, Versorgung und Zusammenarbeit.

- **Telemedizin und Fernkonsultationen:** Digitale Mittel erweitern den Zugang zur Gesundheitsversorgung, insbesondere für unterversorgte Bevölkerungsgruppen oder solche, die in abgelegenen Gebieten leben.
- **Effizientere Verwaltungsarbeit:** Digitale Werkzeuge und Automatisierung rationalisieren administrative Aufgaben, so dass die Gesundheitsdienstleister mehr Zeit für die Patientenversorgung haben. Gleichzeitig führt dies zu Kosteneinsparungen, da Tagungen mit hohen Reisekosten und -zeiten entfallen.
- **Verbesserte Zusammenarbeit:** Virtuelle Kollaborationsplattformen erleichtern die Kommunikation und Zusammenarbeit zwischen Fachkräften im Gesundheitswesen und verbessern damit die Koordination der Versorgung und die Ergebnisse für die Patienten.
- **Qualitätsmessung:** Die Datenlage für die Messbarkeit und das Lernen daraus liefert einheitlichere und einfachere Berichte, die die Qualität mittelfristig erhöhen.

3. Herausforderungen

Diesen Vorteilen und neuen Möglichkeiten von New Work im humanitären Sektor stehen aber auch Herausforderungen gegenüber:

- **Aufrechterhaltung der Qualität der Versorgung:** Die Sicherstellung einer qualitativ hochwertigen Versorgung in einem entfernten oder virtuellen Umfeld erfordert eine sorgfältige Berücksichtigung des Datenschutzes, der Vertraulichkeit und des Zugangs zur Technologie. Gerade beim Thema Datensicherheit erlebt das Tagesgeschäft von MI erhebliche Einschränkungen auf der Projektebene im Feld. Technische Anforderungen an die IT, beispielsweise eine Zwei-Faktor-Authentifizierung zu ermöglichen, sind in den Projektgebieten schlicht nicht gegeben. Dadurch werden teilweise über 50 Prozent der Mitarbeitenden zeitweise vom Tagesgeschäft ausgeschlossen. Grund dafür sind mangelhafte Versorgung mit Internet, Strom oder Hardware.
- **Unterstützung gefährdeter Bevölkerungsgruppen:** New Work wird bei MI als Herausforderung wahrgenommen, wenn es darum geht, schutzbedürftige Bevölkerungsgruppen zu erreichen und zu unterstützen, die möglicherweise nur begrenzten Zugang

zu Technologien haben oder auf persönliche Betreuung angewiesen sind.

- **Überwindung der digitalen Kluft:** Um die digitale Kluft zu überwinden und sicherzustellen, dass alle Mitarbeitenden und Kunden von den New-Work-Angeboten profitieren können, ist es wichtig, einen gleichberechtigten Zugang zu Technologie und Schulungen zur digitalen Kompetenz und Hardware zu gewährleisten.

4. Wie begegnet MI der Digitalisierung und wie steht sie zum New-Work-Umfeld?

In seinem Strategieprozess Mindfull2025 hat sich MI entschieden, den aktuellen Anforderungen der Digitalisierung in der New-Work-Landschaft proaktiv zu begegnen. Es handelt sich um eine strategische Initiative mit zwei Vollzeitkräften, von denen eine aus dem höheren Management mit globaler Erfahrung aus dem Gesundheitssektor stammt. Die Initiative beinhaltet:

- **Grundsätze und Richtlinien:** Klar definierte Guidelines in Bezug auf Fernarbeitsregelungen, flexible Arbeitszeiten und den Einsatz von agilen Ansätzen tragen dazu bei, die Produktivität, Kommunikation und Verantwortlichkeit zu erhalten.
- **Weiterbildung:** Aktive Trainings und Schulungen zu digitalen Werkzeugen, Kommunikationsfähigkeiten und Zeitmanagement helfen den Mitarbeitenden, sich effektiv an die neuen Arbeitsmethoden anzupassen.
- **New-Work-Kultur:** Die Förderung von agilen Ansätzen, offener Kommunikation, Teamarbeit und kreativen Problemlösungen kann eine Kultur begünstigen, die New-Work-Prinzipien annimmt und Innovationen vorantreibt. In der Logik der Blockchain-Technologie (alle wissen alles) werden auf der Management-Ebene wöchentlich Teams-Berichte, sogenannte „Flash Reports", erstellt, die in der Gruppe der jeweiligen Einheit die aktuellen Pläne, erreichten Erfolge und anstehenden Probleme kurz beleuchten.
- **Mitarbeitenden-Gesundheit:** Das Wohlbefinden der Mitarbeitenden ist maßgebend für deren Produktivität und Leistungserbringung. Das Personalwesen sensibilisiert das Team im Headquarter und im Feld, vor dem Hintergrund der New-Work-Praktiken ein besonderes Augenmerk auf das Wohlbefinden der

Mitarbeitenden zu legen. So können, wo nötig, Anpassungen vorgenommen und kontinuierliche Verbesserungen gewährleistet werden. Im folgenden Abschnitt soll darauf mehr eingegangen werden.

5. Maßnahmen durch das Personalwesen

MI nutzt im Bereich HR konkrete Maßnahmen und Initiativen, um Burnout vorzubeugen und die Work-Life-Balance von Mitarbeiterinnen und Mitarbeitern zu fördern:

5.1 Bei MI wird gezielt eine offene Kommunikation um die Sache geführt

- Mitarbeiterinnen und Mitarbeiter bei MI sollen sich wohlfühlen, wenn sie über ihre Arbeitsbelastung, ihr Stressniveau und mögliche Burnout-Risiken sprechen.
- Mitarbeitende haben die Möglichkeit, Feedback, Vorschläge und Bedenken mit ihren Vorgesetzten und der Unternehmensleitung zu teilen. Im Rahmen einer im Mai 2023 durchgeführten Mitarbeitendenbefragung wurden die Aspekte des flexiblen mobilen Arbeitens überwiegend positiv bewertet.
- MI arbeitet an klaren Kommunikationskanälen und Eskalationsverfahren, um Probleme oder Konflikte am Arbeitsplatz umgehend zu lösen. Regelmäßige Feedback- und Mitarbeitendengespräche, wöchentliche Flash-Reports sowie die Einführung eines organisationsweiten Beschwerdemechanismus erleichtern die Information und Kommunikation zwischen den verschiedenen Ebenen.

5.2 MI fördert klare Grenzen zwischen Arbeit und Privatleben

- Die Leitung und das Management werden sensibilisiert, die Mitarbeitenden davon abzubringen, außerhalb der Arbeitszeit ständig E-Mails oder berufliche Nachrichten zu prüfen und ggf. zu bearbeiten. Dazu wurden verbindliche Kommunikationsrichtlinien aufgestellt, deren Anwendung vom Senior-Management regelmäßig überprüft wird.
- Bei MI gibt es Richtlinien zur Nutzung digitaler Kanäle mit eher privatem Charakter (z. B. WhatsApp).

- Überstunden sollen bei MI Ausnahme sein. Überstunden von mehr als 10 Stunden, die sich über zwei Monate hinziehen, sollen zur Überprüfung der Ressourcen führen. Kontinuierlich werden Mitarbeitende erinnert, Pausenzeiten einzuhalten sowie Ausgleichs- und Urlaubzeiten zur Erholung zu nehmen.

5.3 Schulungen

- Die Personalabteilung bei MI bietet Schulungen und Ressourcen für Stressbewältigungstechniken, Achtsamkeitspraktiken und ein gesundes Gleichgewicht zwischen Arbeit und Privatleben an und ermöglicht die Teilnahme an Trainings wie z.B. zu Achtsamkeit und Resilienz.
- Die starke Präsenz der Mitarbeitervertretung bei MI erinnert den Dienstgeber dauerhaft an seine Pflicht zur Fürsorge.

5.4 Berufliche Weiterentwicklung

- Eine weitere strategische Initiative, die im Personalteam angesiedelt ist, gibt den Mitarbeitenden verstärkt die Möglichkeit zur beruflichen Weiterentwicklung.
- Die Teamleiterinnen und -leiter werden ermutigt, Aufgaben und Zuständigkeiten effektiv zu delegieren. Damit soll die Kultur des Empowerments verstärkt werden: Mitarbeitende entwickeln das Gefühl, dass sie für ihre Arbeit verantwortlich sind und über sich selbst bestimmen können.
- Fähigkeiten und Kenntnisse werden ab der Management-Ebene durch interne und externe Schulungsprogramme erweitert, um neue Herausforderungen angehen zu können.
- Sofern es Stellenplan und Ressourcen ermöglichen, werden Mitarbeitende ermutigt, neue Projekte oder Aufgaben zu übernehmen, die ihren Interessen und Karrierewünschen entsprechen.

5.5 MI sieht vor, die Kultur der Anerkennung und Belohnung zu fördern

- Alle Teamleiterinnen und -leiter sind angehalten, das Engagement und die Leistungen der Mitarbeitenden regelmäßig anzuerkennen und zu fördern. Dies findet im Rahmen von regelmäßigen Feedbackgesprächen statt.

- Es bestehen – wie immer ausbaufähige – formelle und informelle Anerkennungen, um Meilensteine, Erfolge und Beiträge der Mitarbeiterinnen und Mitarbeiter zur Mission der Organisation zu würdigen.
- Anreize und Belohnungen werden abgewogen, wie z. B. flexible Arbeitsregelungen oder berufliche Entwicklungsmöglichkeiten.

5.6 MI bietet aktiv Zugang zu Unterstützung und Ressourcen für die psychische Gesundheit

- Das beinhaltet vertrauliche und zugängliche psychologische Beratungsdienste für Mitarbeitende, die unter Symptomen von Stress, Angst oder Burnout leiden.
- In Fällen besonderer Belastung bietet HR umgehend Soforthilfe zur psychosozialen Unterstützung und Nachsorge an. In der Folge werden Trainings im Stressmanagement, Achtsamkeit und emotionale Belastbarkeit angeboten.
- MI fördert eine Kultur des offenen Dialogs über psychische Gesundheit. Parallel versuchen die Führungskräfte bei MI, Mitarbeitende zu ermutigen, bei Bedarf Hilfe in Anspruch zu nehmen, ohne Stigmatisierung oder Angst vor Verurteilung. Im Falle von längerfristigen Erkrankungen kommt das Instrument des betrieblichen Gesundheitsmanagements zum Einsatz, welches eng durch die Mitarbeitervertretung zusammen mit der Personalabteilung begleitet wird.

5.7 MI fördert eine gesunde und unterstützende Organisationskultur

- Ausbau eines kollaborativen und unterstützenden Arbeitsumfeldes, in dem sich die Mitarbeitenden geschätzt, respektiert und untereinander verbunden fühlen.
- Förderung sozialer Interaktionen, teambildender Aktivitäten und Gelegenheiten für Mitarbeitende, auch außerhalb des Arbeitsumfelds Kontakte zu knüpfen.
- Bei MI sollen Erfolge gefeiert, (Team-)Arbeit anerkannt und ein Gefühl der Kameradschaft (Esprit de Corps) gefördert werden. Dabei legt die Strategie das gemeinsame Ziel (Vision Mission) der Organisation fest.

5.8 Regelmäßige Evaluierung und Anpassung von Richtlinien und Praktiken

- Policies, Praktiken und Arbeitskultur unterliegen der regelmäßigen Überprüfung, um potenzielle Burnout-Risiken und verbesserungswürdige Bereiche zu ermitteln.
- Alle zwei Jahre gibt es eine aufwendige und ausführliche Befragung aller Mitarbeitenden der Malteser, mit Unterstützung durch *Great Place to Work®*. Parallel findet eine psychische Gefährdungsbeurteilung durch den Arbeitgeber zur Identifizierung von potenziellen psychischen Belastungen am Arbeitsplatz statt, um die Gesundheit und das Wohlbefinden der Mitarbeitenden zu gewährleisten. Ergänzt durch persönliche Gespräche versuchen die Führungskräfte die Erfahrungen, Bedenken und Vorschläge zu verstehen und entsprechende Maßnahmen abzuleiten.
- Feedbacks und die Datenanalyse dienen als Grundlage, Anpassungen an den Richtlinien, Verfahren und Arbeitspraktiken vorzunehmen. So wird sichergestellt, dass die Organisation Burnout-Vorfälle effektiv vorbeugt und die Work-Life-Balance ihrer Mitarbeitenden fördert.

6. Zwischen Steuerung und Selbstbestimmtheit: Evaluierungsansätze in der New-Work-Umgebung

Im New-Work-Umfeld stellt das Gleichgewicht zwischen Produktivität und Verantwortlichkeit auf der einen Seite und Mitarbeiterautonomie und Flexibilität auf der anderen für MI eine große Herausforderung dar, insbesondere da MI in unterschiedlichen Kulturen und Kontexten weltweit tätig ist. Das Ziel der Strategie der QEL (Quality, Evidence and Learning), der Digitalisierung und der IT-Operation ist es, dieses Gleichgewicht effektiv und aktiv zu steuern. Dabei bleibt das organisatorische Ziel, Menschen in Not zu helfen, fest im Blick. Gleichzeitig – wie im vorherigen Abschnitt betont – ist es Bedingung, die Zufriedenheit und das Engagement der Mitarbeitenden aufrechtzuerhalten.

6.1 Strategie MI2025

Die grundlegende Vereinbarung der Strategie MI2025 legt die gemeinsamen Ziele der Organisation fest. Daraus resultieren für die Leitung, die Team-Leiterinnen und -leiter sowie die Manager die Leistungserwartungen für jede Mitarbeiterin bzw. jeden Mitarbeiter oder jedes Team. Ziele haben Leistungsindikatoren (KPIs) und können somit vergleichbar im Fortschritt gemessen und kontrolliert werden. Ziele und Erwartungen werden partizipativ festgelegt und effektiv an alle Mitarbeitende kommuniziert. Sie stellen sicher, dass sie ihre Rolle bei der Erreichung der Unternehmensziele verstehen.

6.2 Ergebnisorientierte Leistungsmessung

Das Projektbüro (Project Management Office) konzentriert sich auf die Messung von Ergebnissen und Leistungen, anstatt Inputs oder Aktivitäten im Detail zu kontrollieren. Ebenfalls werden die Leistungsindikatoren (KPIs) mit den Teams abgestimmt und in Übereinstimmung mit der Strategie gebracht. Beiträge von Einzelpersonen und Teams zu bestimmten Ergebnissen oder Initiativen werden in Kleingruppen geprüft und in einer zentralen Projektsoftware gebündelt, um einen ganzheitlichen Blick auf die Fortschritte zu behalten.

6.3 Regelmäßige Pulse-Checks und Feedbackgespräche

Einmal pro Jahr werden die Fortschritte der Strategie-Umsetzung geprüft. Dies passiert in Besprechungen mit den Leitenden der Initiativen und deren Teams, um die Fortschritte zu diskutieren, Herausforderungen anzusprechen und konstruktives Feedback zu geben. Diese einheitliche Art von Überprüfung bringt eine Vergleichbarkeit der Fortschritte, die dann transparent gemacht werden können. Die Kultur der offenen Kommunikation und des wechselseitigen Dialogs soll ermutigen, eine kooperative und unterstützende Arbeitsumgebung zu fördern. Etwa zweimonatlich finden Feedback-Sitzungen statt, in denen verbesserungswürdige Bereiche identifiziert, neue Ziele gesetzt und Arbeitspläne nach Bedarf angepasst werden. Einmal pro Jahr werden im Rahmen der Projektbudgets die Ressourcen verteilt und die Planungen entsprechend vorangetrieben.

6.4 Einbindung agiler Technologien zur Produktivitätsverfolgung und Rechenschaftslegung

Das Projektbüro nutzt digitale Projektmanagement-Tools, die die Aufgabenverwaltung, die Zusammenarbeit und die Kommunikation erleichtern, den Fortschritt verfolgen und die Verantwortlichkeit aufrechterhalten. In der Experimentierphase stehen digitale Tools für die Zeiterfassung und Leistungsmessung zur Verfügung, die sicherstellen sollen, dass die Mitarbeitenden Zugriff auf ihre eigenen Daten haben und zu ihrem Selbstbewertungsprozess beitragen können. Im agilen Ansatz prüft die Digitalisierungsinitiative den Einsatz von Produktivitäts-Apps oder Zeitmanagement-Techniken, die den Präferenzen und Arbeitsstilen der Mitarbeitenden entsprechen.

6.5 Kultur des Vertrauens und der Transparenz

Alles soll eingebettet sein in eine Kultur des Vertrauens und der Transparenz, in der sich die Mitarbeiterinnen und Mitarbeiter wohlfühlen, wenn sie über ihre Arbeit, Herausforderungen und potenzielle Verbesserungsmöglichkeiten sprechen. Dabei hilft offene Kommunikation, um über Probleme der übermäßigen Arbeitsbelastung zu sprechen. So können mögliche Überlastungen frühzeitig erkannt, Burnout-Risiken verhindert und den Mitarbeitenden Unterstützung angeboten werden. Führungskräfte werden ermutigt, Leistungsprobleme zeitnah und konstruktiv anzusprechen, kombiniert mit klaren Rückmeldungen und Verbesserungsmöglichkeiten.

6.6 Empowerment und Selbstmanagement

Im Management und in den Leitungsebenen sollen verstärkt Mitarbeitende gefördert und angestellt werden, die in der Lage sind, ihre Projekte selbst in die Hand zu nehmen, sich eigene Ziele zu setzen und ihre eigenen Fortschritte zu verfolgen. Mitarbeitende, die Initiative, Selbstmanagementfähigkeiten und Engagement für die Erreichung der Unternehmensziele zeigen, sollen anerkannt und gefördert werden.

6.7 Kontinuierliche Verbesserung

Instrumente zur Leistungsmessung, die Feedbackprozesse und die Maßnahmen zur Rechenschaftslegung befähigen das PMO zur Nachbesserung. MI holt Feedback von Mitarbeitenden und Partnern ein, um herauszufinden, welche Bereiche gut laufen und welche verbesserungswürdig sind. Künftig führt dies zur kontinuierlichen Anpassung von Richtlinien, Verfahren und Arbeitspraktiken, um sicherzustellen, dass die Organisation ein effektives Gleichgewicht zwischen Produktivität, Verantwortlichkeit, Mitarbeiterautonomie und Flexibilität schafft.

Tradition und Innovation: Vereinbar in der Generation Z

Alexandra Schneiders

Der Punkt „Personal" ist ein Thema, welches in unseren Vorstandssitzungen immer wieder auf der Tagesordnung steht. Ein kleines, unscheinbares Wort, hinter dem sich aber viele komplexe Prozesse verbergen. Dabei kann es um den Umgang mit Mitarbeiterinnen und Mitarbeitern gehen, die schon viele Jahre in unserem System arbeiten und kurz vor der Pensionierung stehen, es kann sich um Kolleginnen und Kollegen im mittleren Alter handeln, die sich gerne innerhalb des Trägers weiterentwickeln möchten und natürlich steht häufig auch das Recruiting von Fachpersonal und Nachwuchskräften dahinter. Hier geht es darum, wie wir im ersten Schritt junge Menschen dafür begeistern können, sich für Berufe im Sozial- und Gesundheitswesen zu entscheiden und im zweiten darum, ihnen schließlich als Arbeitgeber auch auf Dauer gerecht werden zu können. Denn egal um welche Alterskohorte es sich handelt, sie alle haben Bedürfnisse und Anforderungen an ihren Berufsalltag, die mitunter enorm auseinandertriften. Um diese unterschiedlichen Vorstellungen und die damit verbundenen Lebens- und Arbeitsweisen besser verstehen zu können, lohnt sich ein Blick auf die einzelnen Generationen der vergangenen Jahrzehnte. Denn einige Herausforderungen für heutige Arbeitgeber liegen darin, dass derzeit Menschen aus vier Erwerbsgenerationen an ihrem Arbeitsplatz zusammenkommen können – und diese haben zum Teil sehr unterschiedliche Vorstellungen von ihren Aufgaben, von Werten, dem Umgang miteinander, den vorhandenen Strukturen, den Erwartungen an sie und das Gleichgewicht zwischen dem Berufs- und dem Privatleben. Als Arbeitgeber versuchen wir, diese neutral zu betrachten und ihnen gleichermaßen gerecht zu werden, was aber im Vorfeld einer intensiven Auseinandersetzung mit den Generationen bedarf, um deren jeweilige Anliegen verstehen und schließlich auch bedienen zu können.

1. Was sind Generationen und welche Generationen begleiten uns im heutigen Berufsalltag?

Es gibt verschiedene Ansätze, Generationen zu definieren. Einer der etabliertesten ist dabei der des Wissenssoziologen Karl Mannheim, der in seinem Werk „Das Problem der Generationen" Anfang des 20. Jahrhunderts die These aufstellt, dass Mitglieder einzelner Generationen durch das vereint und geprägt werden, was sie zum gleichen Zeitpunkt erlebt haben und somit den Generationenbegriff prägte. Denn es ist davon auszugehen, dass genau dieses „gemeinschaftlich" Erlebte sich auf ihre Sicht- und Verhaltensweisen auswirkt und schließlich darin widerspiegelt.

Auch wenn die Einteilung in Generationen nicht exakt aufs Jahr genau festgelegt werden kann und sich in der Literatur hierzu, wenn auch manchmal nur um wenige Jahre, abweichende Angaben finden, so hat sich doch eine ungefähre Einteilung durchgesetzt, aus der sich die Generationen Baby Boomer, X, Y und Z ableiten lassen – die Generationen, aus denen unsere aktuelle Belegschaft heute besteht.

Dabei gelten als **Baby Boomer**[1] Menschen, die zwischen 1951 und 1965 geboren sind. Sie entstammen den geburtenstarken Jahrgängen der Nachkriegszeit, was bedeutet, dass sie sowohl eine Zeit der Warenknappheit und wirtschaftlichen Krise, aber auch das sogenannte Wirtschaftswunder miterlebt haben. Als wichtige Werte für diese Generation gelten Wohlstand und Sicherheit genauso wie Höflichkeit und Respekt. Im Arbeitsleben gelten ihre Mitglieder als erfolgs- und leistungsorientiert, auch als konkurrenzdenkend, dabei aber trotzdem als solidarische und kollegiale Teamplayer mit einer hohen Arbeitsmoral. Die Baby Boomer haben den Ruf, „zu leben, um zu arbeiten" und eine karriereorientierte „Workaholic Generation" zu sein. Für viele Angehörige der Baby Boomer-Generation gilt als ein zentrales Leistungsmerkmal physische Anwesenheit am Arbeitsplatz.

Als Mitglieder der **Generation X** bezeichnet man Menschen, die etwa zwischen 1966 und 1980 geboren sind. Diese Generation ist in vergleichbar unsicheren Zeiten aufgewachsen und hat zum Beispiel Rezessionen und steigende Arbeitslosigkeit erlebt.

---

[1] Für die Generationenbeschreibungen vgl. Arbeitsmaterialien zum Online-Seminar „Führen im Spannungsfeld der Generationen und Kulturen" am 15. und 16.3.2022, Dr. Elisabeth Mantl – Kompetenzbüro für Familie, Demographie und Gleichstellung, Berlin.

Unter anderem dadurch, dass für sie Zeit, zum Beispiel für die Familie, wertvoller zu werden beginnt als Geld, dreht sich das Arbeitsmotto in dieser Generation hin zu „arbeiten, um zu leben". Viele wünschen sich zeitliche und örtliche Flexibilität im Hinblick auf die Arbeitsbedingungen und im Gegensatz zur Vorgängergeneration gelten die Vertreter der Generation X als individualistischer, unabhängiger und skeptischer. Trotz ehrgeizigem und ambitioniertem Verhalten sind Wertschätzung und gegenseitige Unterstützung für sie wichtige Werte. Sie möchten gerne spannende Aufgaben, mit denen sie sich im Feld flacher Hierarchien selbst verwirklichen können, bearbeiten. Sie gelten als ergebnisorientiert und pragmatisch.

Die in den folgenden Jahren 1981 bis 1995 Geborenen stellen die **Generation Y** dar, auch **Millennials** genannt. Das „Y" steht hier für das englische Wort „Why", da Zugehörige dieser Generation die bestehenden Arbeitsnormen konsequent hinterfragen und neue Anforderungen an das Arbeitsleben stellen. Viele aus dieser Generation wurden als Kinder stark gefördert und haben ein hohes Bildungsniveau, was zusammen mit der großen beruflichen Auswahl und dem Fachkräftemangel ihren Optimismus und Selbstbewusstsein befördert. Arbeit stellt für sie eine Form von Selbstverwirklichung dar – im besten Falle ist diese sinnstiftend, was sie sehr motiviert –, die sie in flachen Hierarchien selbstbestimmt und flexibel in einer ausgewogenen Work-Life-Balance umsetzen möchten. Ihre Erwartungen an den Arbeitgeber und Führungskräfte sind hoch; sie möchten sich weiterentwickeln, verändern und Innovationen voranbringen. Schnelles Feedback und Anerkennung, Beratung und Begleitung sind für die Generation Y wichtig, genauso wie soziale Vernetzung.

Was die vielzitierte Digitalisierung betrifft, so stellt die Generation Y eine Schnittstelle dar. Die in der ersten Hälfte Geborenen sind die letzten, die ihre Kindheit und Jugend noch ohne Smartphones verbracht haben. Aufgrund der rasanten Entwicklung haben sie sowohl das analoge als auch das digitale Zeitalter kennengelernt. Ihr Berufsleben war allerdings von Beginn an mobil und digital geprägt, weshalb diese Art der Kommunikation für sie im beruflichen Alltag selbstverständlich ist. Typisch für die Mitglieder der Generation Y ist der Wunsch, viele Erfahrungen zu sammeln und sich gleichzeitig stets selbst zu optimieren.

Und wer ist nun diese **Generation Z**, über die in den vergangenen Monaten und nach wie vor in den Medien sowie in den Unternehmen so intensiv berichtet und diskutiert wird? Diese Generation bezeichnet junge Menschen, die zwischen den Jahren 1996 und 2010 geboren sind und als erste mit dem Smartphone aufwuchsen. Diese Digitalisierung gehört somit auch gleich zu den prägendsten Erfahrungen der Generation Z. Das Internet und Virtualität gehören in all ihren Lebensbereichen wie selbstverständlich dazu, weshalb sie extrem vernetzt ist und in diesem Rahmen in einem vielfältigen und ständigen Informationsaustausch steht. Die Generation wächst mit der Illusion unbegrenzter Wahlmöglichkeiten auf und muss gleichzeitig einem frühen schulischen Leistungsdruck und einer Bestenauslese standhalten. Der Blick auf die für sie wichtigen Werte lässt den Schluss zu, dass sich die Mitglieder der Generation Z wieder nach traditionelleren Werten sehnen. So werden für sie Stabilität und Sicherheit im privaten wie im beruflichen Kontext wieder wichtiger und gewollte klare Strukturen dienen ihnen als Orientierungshilfe. Für sie zählen Transparenz, Authentizität und persönliche Entfaltung. Die Generation Z möchte sich am Arbeitsplatz wohlfühlen, differenziert aber auch wieder stärker zwischen Privatleben und Arbeit, wo für sie Veränderungen und Wechsel jederzeit möglich sind. Zum für sie typischen Arbeitsverhalten zählen Agilität, Kollaboration und Offenheit.

2. Werte wandeln sich

Dass sich Werte im Laufe der Jahre und Jahrzehnte wandeln, ist also gar nicht neu. Forschungen gehen davon aus, „daß in modernen Gesellschaften ein ‚Wertewandel' von ‚materialistischen' hin zu ‚postmaterialistischen' Werthaltungen stattfindet. Immer weniger Menschen stellen hiernach die Vermehrung von Besitztümern oder die Erfüllung von Pflichten obenan. Immer mehr Menschen halten Selbstverwirklichung und Kommunikation für primär wünschenswert. […] Dieser ‚Wertewandel' bezieht sich keineswegs auf Grundwerte, wie z. B. auf Humanität, Individualismus oder Nächstenliebe, sondern betrifft sehr viel konkretere persönliche Lebensziele und politische Zielsetzungen. Auch kann von diesem Wertewandel keineswegs auf einen allgemeinen ‚Werteverfall' geschlossen werden. Auch und gerade wer die Verwirklichung seiner selbst verficht, kann für humanitäre Zielsetzungen eintreten."[2]

Da uns die Herausforderung des „Führens im Spannungsfeld der Generationen" bekannt ist und wir diese bei den Franziskanerbrü-

---

[2] Hradil, Stefan, Soziale Ungleichheit in Deutschland, Opladen 2001, 423 f.

dern vom Heiligen Kreuz annehmen und bestmöglich gestalten wollen, haben wir uns bereits 2022 in einem Seminar genau damit auseinandergesetzt und in dessen Rahmen einmal die Generationenstruktur zweier unserer Einrichtungen grafisch in den Blick genommen.

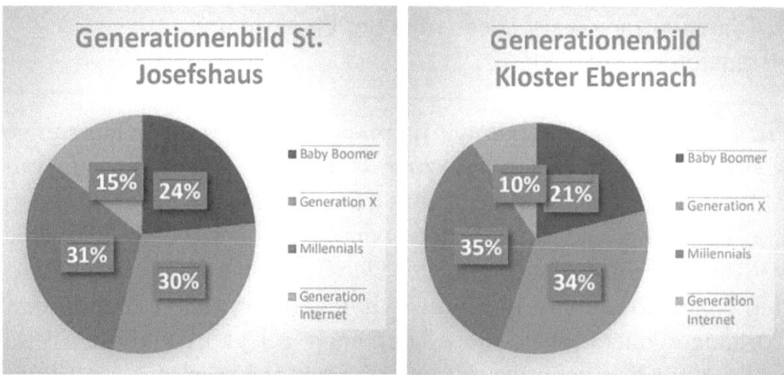

Quelle: Arbeitsmaterialien zum Online-Seminar „Führen im Spannungsfeld der Generationen und Kulturen" am 15. und 16. 3. 2022, Dr. Elisabeth Mantl – Kompetenzbüro für Familie, Demographie und Gleichstellung, Berlin

Der Eintritt der Generation Z erhitzt derzeit einige Gemüter und wird kontrovers diskutiert. Sie bekommt wahrscheinlich deshalb gerade so viel mediale Aufmerksamkeit, weil sie die jüngste Generation ist, die vor wenigen Jahren den Arbeitsmarkt erreicht hat und ihn seit dem, wie einige es empfinden, auf den Kopf stellt. Dabei sind wir manchmal geneigt zu vergessen, dass das auf ihre Arten die vorigen Generationen wohl auch getan haben – nur eben anders.

Woher kommt diese Skepsis, die den jungen Berufsanfängern so vehement entgegenschlägt? Die allgemeine Meinung von der sogenannten Generation Z scheint nicht sonderlich hoch zu sein. Die jungen Menschen seien faul, haben keine Lust zu arbeiten und völlig überzogene Gehaltsvorstellungen. Etablierte Werte zählen für sie nicht mehr, sie seien respektlos und unverschämt. Und sie hängen nur am Handy. Dies sind nur einige der Vorurteile, die der jüngsten Generation auf dem Arbeitsmarkt entgegenschlagen.

Sicher, diese Vertreter der Generation Z gibt es. Aber finden wir die nicht in jeder Alterskategorie generationenübergreifend? Hier begegnet uns somit direkt eine der Herausforderungen im Umgang mit den verschiedenen Generationen, nämlich nicht all ihre Vertreterinnen und Vertreter pauschal über einen Kamm zu scheren und nicht in Schubladen zu denken. Aber auch, wenn wir jeden Menschen als Individuum betrachten und sicher nicht jeder das gleiche Verhalten wie seine Altersgleichen an den Tag legt, so kristallisiert sich doch eine Veränderung im Verhalten der verschiedenen Generationen rund um das Berufsleben heraus.

3. Trägerumfrage weist Wege rund um Chancen und Herausforderungen auf

Für unseren Träger haben wir dazu eine Umfrage unter Führungskräften vorgenommen und sie zu ihren Erfahrungen im Umgang mit Mitarbeiterinnen und Mitarbeitern beziehungsweise Bewerberinnen und Bewerbern im Laufe der Zeit befragt. Dabei haben wir auf eine vollständige Differenzierung aller vier Generationen verzichtet und den Fokus auf den Vergleich zwischen der Generation Z und ihren Vorgängergenerationen im Allgemeinen gelegt. Auf diese Weise wollten wir herausfinden, ob sich überhaupt Verhaltens- und Werteunterschiede bemerkbar machen und wenn ja, worin gegebenenfalls die Chancen für das Sozial- und Gesundheitswesen liegen, aber auch, mit welchen Herausforderungen das für uns als Arbeitgeber verbunden ist.

Dass tatsächlich Verhaltens- und Einstellungsunterschiede von Arbeitnehmerinnen und Arbeitnehmern der Generation Z gegenüber Kolleginnen und Kollegen aus vorigen Generationen wahrgenommen werden, hat sich dabei ganz deutlich gezeigt. Während knapp Dreiviertel der Befragten bereits ein anderes Verhalten von Bewerberinnen und Bewerbern dieser Generation feststellen, bestätigen ganze 100 %, dass sich Mitarbeitende der Generation Z im Arbeitsalltag anders als vorige Generationen verhalten. Für die Hälfte wirkt sich das jedoch nicht auf den Grad der Zuverlässigkeit aus; die andere Hälfte nimmt etwas mehr Unzuverlässigkeit wahr. Als zuverlässiger als ihre Vorgängergenerationen wird die Generation Z hingegen nicht wahrgenommen. Sicher spielen in dieses Ergebnis subjektive Empfindungen und situative Erlebnisse hinein. Aber auch und gerade dem geben wir Raum, denn wo Menschen zusammenkommen, kommen auch Emotionen zusammen und diese nehmen wir ernst. Nur wenn wir berücksichtigen, was sowohl junge als auch erfahrenere Kolleginnen und Kollegen bewegt, können wir einen gemeinsamen Nenner finden und erwarten, dass sie das gleiche Verständnis für Menschlichkeit durch ihre Arbeit transportieren.

Bei jungen Menschen, die noch nicht fest bei den Franziskanerbrüdern vom Heiligen Kreuz e.V. arbeiten, sich aber auf vakante Stellen in unseren Häusern bewerben und auch zu Vorstellungsgesprächen eingeladen werden, beobachten wir demnach einen klaren Trend: Die Generation Z tritt von vornherein selbstbewusst auf und fordert deutlich eher als ihre Vorgängergenerationen die für sie passenden Arbeitsbedingungen. Bewerberinnen und Bewerber thematisieren offen, dass Freizeit einen hohen Stellenwert für sie hat, weshalb einige von vorn herein lieber in Teilzeit als in Vollzeit arbeiten möchten. Interessant ist die Verschiebung der Gründe, weg von der Notwendigkeit aufgrund erforderlicher Kinderbetreuung hin zu Zeit für Hobbys. Die Höhe des Verdienstes gelangt dabei ebenfalls in den Hintergrund. Wichtiger ist für viele der jungen Berufseinsteigerinnen und -einsteiger die Möglichkeit des mobilen Arbeitens zu flexiblen Arbeitszeiten. Dass sie sich am Arbeitsplatz wohlfühlen möchten, bestätigen immer wiederkehrende Fragen nach dem Betriebsklima und der Teamkultur. Wenn die Generation Z das Gefühl hat, dass diese Punkte für sie nicht stimmig sind, ist es unwahrscheinlich, dass sie ein Jobangebot annimmt.

Unsere Eindrücke bestätigen den Wunsch nach flachen Hierarchien bei gleichzeitiger gewünschter Sicherheit. Wir beobachten immer wieder, dass die jungen Menschen auch bei Führungskräften gerne die Duz-Kultur anwenden, sich von ihnen Wertschätzung und Vertrauen wünschen und somit einen kooperativen Führungsstil mit Freiheiten erwarten.

Dadurch, dass Angehörige dieser Generation Z genau wissen, was sie wollen und was nicht, gleichen sie frühzeitig ihre Anforderungen an uns als Arbeitgeber und das, was wir ihnen anbieten können, ab und ziehen ihre Konsequenzen daraus.

Wir freuen uns sehr, dass viele junge Menschen nach ebendiesem Abgleich den Weg zu uns finden, was dann das nächste spannende Beobachtungsfeld öffnet, nämlich das Aufeinandertreffen mit den Baby Boomern, die jetzt kurz vor ihrem Eintritt in die Rente stehen, mit der Generation X sowie der Generation Y. Es fällt auf, dass unsere Mitarbeiterinnen und Mitarbeiter aus der Generation Z – genau wie bereits von ihnen im Bewerbungsprozess angekündigt – aufgrund ihres flexiblen Lebensstils selbstbestimmt arbeiten möchten und ihrem Privatleben eine wichtige Rolle zugestehen.

Wir nehmen auf der einen Seite wahr, dass den jungen Menschen eine Teamzugehörigkeit enorm wichtig ist, auf der anderen Seite aber ein übergreifendes Aushelfen nachlässt. Dabei liegt die Vermutung nahe, dass dies jedoch keine negative Einstellung gegenüber den Kolleginnen und Kollegen ist – auch wenn das Empfinden in der direkten Situation entstehen kann –, sondern die gelebte Abgrenzung ihrer akribisch abgesteckten Aufgabenbereiche. Denn intensiver als Vertreterinnen und Vertreter früher geborener Generationen hinterfragt die Generation Z ihr übertragene Aufgaben bis ins Detail und hat hier einen deutlich höheren Klärungsbedarf. Die benannten Aufträge erledigt sie dann meist gewissenhaft – nur eben nicht darüber hinaus. Wobei hier die Erfahrungen bereichsübergreifend auseinandergehen, auch wird stellenweise eine unbeständige Arbeitsqualität wahrgenommen.

Hier sollten wir aber genauer hinschauen und unter Umständen etwas Milde walten lassen. Denn so selbstbewusst, wie die Generation Z auf der einen Seite auftritt, so verunsichert ist sie auf der anderen Seite. Viele haben nach der Ausbildung oder nach dem Studium ihre allererste Stelle angetreten, als oder nachdem es durch zahlreiche pandemiebedingte Änderungen im Arbeitsleben nicht mehr selbstverständlich war, täglich mit dem Kollegium persönlich an einem Ort zu sein. Und in den Pflegeberufen hat die in dieser Zeit entstandene Personalnot verstärkt dazu geführt, dass Nachwuchskräfte von Beginn an am Leistungslimit „mitlaufen" mussten und wenig Zeit für ein zwischenmenschliches Miteinander mit Raum zum Ankommen geblieben ist. Sowohl in den Verwaltungs- als auch in den Pflege- und Betreuungsbereichen hat das dazu geführt, dass die Berufseinsteigerinnen und -einsteiger deutlich weniger durch Abgucken bei dem erfahreneren Personal lernen konnten. Dazu zählen dann auch die Souveränität und Transferleistungen, die wir manchmal bei ihnen vermissen. Während sie gewohnt sind, alles vermeintlich Notwendige dank Internetsuchmaschinen und Onlinelexika innerhalb kürzester Zeit herausfinden zu können, gilt das für ihr neues Berufsleben eben nicht – und das erzeugt vermutlich bei den jungen Menschen eine innere Unsicherheit, mit der wir im ersten Moment nicht rechnen. Das könnte im Einklang stehen mit situativ wahrgenommenen Defiziten im Sozialverhalten und mangelnder Belastbarkeit und Kritikfähigkeit. Fähigkeiten, die auch wir alle erst erlernen mussten. Daran müssen wir uns vielleicht hin und wieder noch einmal aktiv erinnern.

Gleichzeitig gilt es zu berücksichtigen, dass diese mediale Omnipräsenz des Internets und somit auch sozialer Medien die jungen Menschen einer ständigen Beobachtung und Bewertung aussetzt, was psychisch nicht für jeden Charakter gleichermaßen leicht zu verkraften ist. Zwar trifft das mittlerweile auch auf die Zugehörigen der vorigen Generationen zu, jedoch sahen diese sich erst in einem Alter damit konfrontiert, in dem sie sich schon ihren Standpunkt in der Welt und somit mehr Resilienz aufgebaut hatten.

Dass die Generation Z sich häufig unsicher und ängstlich fühlt, bestätigt eine Umfrage der Meditations-App Calm aus dem Jahr 2022. Hierin „gaben 58 Prozent der Generation Z an, dass sie sich häufig oder ständig ängstlich fühlen. Das ist ein großer Sprung im Vergleich zu einem Drittel der Generation X und einem Viertel der Babyboomer, die dasselbe sagten. Eine Deloitte-Umfrage unter 22.000 Personen vom März ergab ein ähnliches Ergebnis. Fast die Hälfte der Generation Z gab an, sich fast ständig ängstlich und gestresst zu fühlen, während nur 39 Prozent der Millennials das gleiche Gefühl hatten."[3]

Passend dazu erscheint nun eine Studie der AOK Rheinland/ Hamburg aus dem November 2023. Nach dieser hat im Jahr 2022 „jede und jeder unter 30-Jährige 19 Kalendertage am Arbeitsplatz gefehlt. […] Auffällig bei der sogenannten Generation Z: Die steigende Zahl von Fehltagen wegen psychischer Belastungen."[4]

Eine Studie, deren Ergebnisentstehung auch uns nicht verborgen geblieben ist. Der erhöhte Krankenstand in der Generation Z ist nicht zu leugnen, aber wir möchten ihn an dieser Stelle nicht vorverurteilen, sondern auch uns selbst für die Gründe sensibilisieren.

Beobachtbar ist jedenfalls auch, dass diese Mitarbeitenden deutlich schneller ihre Konsequenzen ziehen, wenn sich ihre Vorstellungen rund um den Arbeitsplatz nicht erfüllen.

Für uns als Arbeitgeber, der auch viele positive Chancen mit dem Einsatz dieser jungen Generation im Sozial- und Gesundheitssektor verbindet, stellt sich somit natürlich die Frage, was können wir tun, um unseren neuen Kolleginnen und Kollegen gerecht zu werden und dabei die Bedürfnisse der Baby Boomer und der Generationen X und Y genauso zu bedienen. Gegebenenfalls heißt das auch, nicht immer mit einer einheitlichen Lösung arbeiten zu können. Wir sind überzeugt davon, dass sich die Auseinandersetzung mit dieser Fragestellung lohnt.

Das beginnt bereits beim Thema Ausbildung. Durch eine Fokussierung der Tätigkeiten auf die Kernkompetenzen der Ausbildung in

---

[3] https://www.businessinsider.de/karriere/international-career/die-gen-z-bringt-was-neues-mit-zum-arbeitsplatz-angstzustaende/ [zuletzt abgerufen am 21.02.2024].

[4] https://www.aok.de/pp/rh/pm/generation-z-junge-beschaeftigte-fallen-haeufiger-aus-als-je-zuvor/ [zuletzt abgerufen am 21.02.2024].

Pflege und Medizin kommt man dem Ideal einer Ausbildung und damit einer Tätigkeit im Gesundheitsbereich nah, da Patientenwohl, Empathie und physische Gesundheit ein neues Selbstverständnis dieser Generation sind.

Wenn es uns allen gelingt, eine ethische authentische Grundhaltung zu fördern, bei der die Frage „Wie würde ich selbst gerne in der Situation unserer Klientinnen und Klienten/ Patientinnen und Patienten/ Bewohnerinnen und Bewohner behandelt werden und welche Maßstäbe sind mir wichtig?" eine Rolle spielt, können wir generationsübergreifend erfolgreich im Sinne aller arbeiten. Die soziale Verantwortung und Nachhaltigkeit unserer Arbeit, ausgeübt in einem angenehmen Arbeitsumfeld, unter dem Dach einer Einrichtung mit positiver Unternehmenskultur motiviert junge Menschen, was sie uns mit Engagement und einer hohen Einsatzbereitschaft zurückzahlen – wenn wir denn ihre Sicht auf die Dinge annehmen und sie nicht von vornherein als unfähig und „anders" abstempeln.

Im besten Fall zeigt uns, die wir aus anderen Generationen kommen, die Generation Z ganz neue Wege auf, wie Arbeit im Setting der Anforderungen dieser Generation gestaltet werden kann, ohne dass notwendige Leistungserbringung verloren geht.

Eine gut durchmischte Altersstruktur in unseren Teams bietet allen grandiose Möglichkeiten, durch einen Austausch von Perspektiven voneinander zu lernen: Alt von Jung genauso wie Jung von Alt. Zum Beispiel kann das Achten eigener Belastungsgrenzen für ältere Mitarbeiterinnen und Mitarbeiter, die häufig Hemmungen haben, sich krank zu melden, obwohl sie kaum mehr arbeitsfähig sind, ohne der eigenen Gesundheit zu schaden, Impulse setzen. Gleichzeitig können die Älteren den Jüngeren die Notwendigkeit vermitteln, auch mal an die eigenen Grenzen gehen zu müssen, um herausfinden zu können, wie belastbar man sein kann und um Resilienz entwickeln beziehungsweise verstärken zu können. Das A und O wird sein, die Diskrepanz zwischen den Generationen bestenfalls erst gar nicht zu groß werden zu lassen. Das kann uns gelingen, wenn wir als Arbeitgeber einen gemeinsamen Nenner darstellen, mit dem sich alle gleichermaßen identifizieren, sei es durch teambildende freiwillige Aktionsangebote oder einen stetigen fachlichen Austausch auf Augenhöhe und auf der Basis unserer Werte für einen fortlaufenden gegenseitigen Lernprozess.

Als „Digital Natives" können uns die Generation Z-ler beispielsweise die Welt der sozialen Medien deutlich näherbringen und darin möglichen Interessenten all die schönen, sinnstiftenden und erfüllenden Seiten der Pflegeberufe authentisch aufzeigen. Wenn diese jungen Menschen Spaß an ihrer Arbeit haben und es schaffen, diesen auf eine erfrischend ehrliche Art zu vermitteln, ist das zusätzlich ein Meilenstein bei der Gewinnung neuen jungen Personals. Wenn wir uns aufeinander einlassen und die passenden Voraussetzungen bieten können, besteht die große Chance, einsatzfreudige und loyale Mitarbeitende aus der Generation Z zu gewinnen.

Vorne steht dabei, diese Generation für einen bestimmten Job und die damit verbundenen Aufgaben zu motivieren. Ein hohes Gehalt und besondere Stellentitel sind für viele der neuen Durchstartenden uninteressant. Als Arbeitgeber müssen wir andere Faktoren wie Spaß am Beruf und ein gutes Arbeitsklima etablieren, damit die (Fach) kräfte gewonnen und gehalten werden können. Es ist unerlässlich, früh mit dem Employer Branding zu beginnen. Dabei verspüren wir eine gewisse Umkehrung der Rollen. Heutzutage bewerben wir uns quasi bei den potenziellen Arbeitnehmerinnen und Arbeitnehmern. Auch zeigen unsere Kontakte mit Bewerberinnen und Bewerbern, dass wir den Einstieg ins Unternehmen niedrigschwelliger organisieren sollten. Wer sich für die Berufe im Sozial- und Gesundheitswesen begeistert, sollte nicht durch zu viel Eintrittsbürokratie wieder abgeschreckt werden.

Im nächsten Schritt zählt dann die Einarbeitungsphase als die zentrale Bindungsphase. Dies ist ein Punkt, an dem Leitungskräfte aus den Generationen der Baby Boomer, X und Y noch viel mehr Klarheit im Umgang mit der Generation Z brauchen und sich diesen auch wünschen. Sie müssen dahin finden, zu erkennen, was auf sie zukommt und den Mehrwert darin entdecken. Dabei ist es wichtig, den geforderten klaren Rahmen zu bieten und auch herauszufinden, in welcher Form der (neuen) Kommunikation das nötig und möglich ist, dabei zu motivieren und ein „Feel Good"-Umfeld zu entwickeln. Das Wichtigste ist, dabei verlässlich zu bleiben und gegebene Versprechen zu halten. Die Einarbeitungs- und Begleitungssituationen dahingehend weiter zu verbessern, ist eine unserer zentralen akuten Aufgaben mit Blick auf eine Zukunft, in der wir uns von der Symbiose aus Tradition und Moderne viel versprechen.

Die Wünsche der Generation Z, nach Möglichkeit im Sinne des „New Work"-Stils mobil und zeitlich flexibel mit entsprechender technischer Ausrüstung zu arbeiten, versuchen wir bereits wo möglich zu erfüllen, sind dabei aber auch auf das Verständnis dafür angewiesen, dass dies in manchen Bereichen einer ausgiebigen Umsetzungsphase bedarf und natürlich auch dafür, dass mobiles Arbeiten in medizinischen, pflegerischen und pädagogischen Berufen an seine Grenzen stößt beziehungsweise nicht überall möglich ist. Hier bedarf es anderer Ansätze, um eine Art von Flexibilität zu ermöglichen. Auch dürfen wir dabei nicht vergessen, dass der Wunsch nach beispielsweise ortsunabhängigem Arbeiten nicht für alle gleichermaßen besteht. Ältere Arbeitnehmerinnen und Arbeitnehmer bevorzugen häufig die physische Präsenz an ihrer Wirkungsstätte. Hier liegt die Herausforderung für uns als Arbeitgeber darin, auf individuelle Bedürfnisse bestmöglich einzugehen, da Mitarbeiterinnen und Mitarbeiter am besten arbeiten, wenn sie zufrieden sind. Dem Bedürfnis nach Fort- und Weiterbildungen sollten wir im Interesse aller weiterhin regelmäßig generationenübergreifend nachkommen.

Wenn wir uns darauf einlassen, die Gedanken und Herangehensweisen der jungen Menschen nachzuvollziehen und die nachwachsenden Kolleginnen und Kollegen ebenfalls offen sind, zu verstehen, wie ihre „Vorgänger" denken, steckt in diesem Zusammenspiel ein großes Potenzial. Beim gegenseitigen Verstehen helfen könnten an dieser Stelle beispielsweise Mentoring Programme. Es lässt sich beobachten, so zum Beispiel im TV-Generationenprojekt „Wir sind Teens und Ihr seid alt" (Vox), dass junge Menschen Ältere häufig sogar sehr dankbar als Lebens-Coaches samt ihren Tipps rund ums eigene Verhalten und die Vermittlung von Werten annehmen.

Wir müssen daran arbeiten, Unsicherheiten auf beiden Seiten abzubauen und gleichzeitig Mut aufbauen, sich ein Stück weit von der eigenen „Arbeitsethik" freizumachen, die Leistungen nicht nur auf der Grundlage der eigenen Einstellung zur Arbeit zu bewerten und den Nachwuchskräften Raum lassen für ihre eigenen Herangehensweisen.

Unser Ziel ist es, gemeinsam mit all unseren Mitarbeitenden jeden Alters die Vorteile unserer bestehenden, mit Erfahrung gefüllten Traditionen mit modernen Innovationen zu vereinen und uns so bestmöglich für die Zukunft aufzustellen – eine Zukunft, in der irgendwann die Generation Z zu den „alten Hasen" gehört und der gerade auf die Welt kommenden Generation Alpha mit all ihrer Erfahrung den Weg in die Arbeitswelt ebnet – Erfahrung, die sie heute durch und mit uns sammelt.

III. Arbeitswelt im Wandel – Arbeitnehmerperspektive

Begleitung und Unterstützung der Mitarbeitenden in der Krise

Die Corona-Pandemie und ihre Auswirkungen auf die Malteser als Organisation im Gesundheits- und Sozialwesen

Ulf Reerman; Cathrin Birnstengel; Nicole Härri

Die nachfolgenden Überlegungen laufen ein Stück weit gegen den Trend der übrigen Beiträge in dieser Publikation. Sie zeigen aber ganz praxisnah, wie in der Erfahrung von Krisen eine generationsübergreifende Zusammenarbeit funktioniert.

1. Ausgangssituation

Am 22. März 2020 trat der erste Lockdown in Deutschland zum Schutz gegen die Ausbreitung des Covid-19-Virus, auch Coronavirus genannt, in Kraft. Für viele Menschen bedeutete diese Maßnahme der Bundesregierung eine massive Veränderung in der Arbeits- und Privatwelt. Die Beschränkungen im privaten familiären Umfeld und vor allem die Eingrenzung von sozialen Kontakten waren enorm. Besuche bei den Großeltern mussten eingestellt werden, Schul- und Kindergartenbesuche waren nicht mehr möglich, die Gastronomie geschlossen und die Freizeitgestaltung ausgesetzt oder stark beschränkt. Die Sorge, sich oder andere anzustecken, war für die Bevölkerung allgegenwärtig.

Gerade für Arbeitgeber stellte der plötzliche Lockdown eine Herausforderung dar, für die es keine Erfahrungswerte gab. Die erste Infektionswelle, die sich ab März 2020 über mehrere Wochen erstreckte, traf auch die Malteser massiv. Die Malteser als relevanter Arbeitgeber im Gesundheits- und Sozialwesen in Deutschland standen vor einer Krise mit unbekanntem Ausmaß. Nicht nur die Aufrechterhaltung der Dienste, die zum Großteil systemrelevant sind und für die Bewältigung der Krise unabdingbar waren, stand im Vordergrund, sondern auch der Schutz von Mitarbeitenden und Hilfebedürftigen vor drohender Ansteckung hatten oberste Priorität.

Die Malteser als große Hilfsorganisation sind grundsätzlich auf Krisen ausgerichtet und in vielen Kriegs- und Krisengebieten oder bei Naturkatastrophen im Einsatz. Das Coronavirus stellte jedoch ganz neue Anforderungen an unsere 50.000 Ehrenamtlichen und fast 40.000 hauptamtlichen Mitarbeiterinnen und Mitarbeiter, die in verschiedenen Bereichen und Diensten der Malteser tätig sind. Im Malteser Hilfsdienst werden an 700 Standorten Leistungen insbesondere in den ambulanten Diensten, im Bereich des Katastrophenschutzes, der Hospiz- und Demenzarbeit, in der ambulanten Pflege, im Menüservice, im Hausnotruf, betreutem Wohnen, Rettungsdienst und Krankentransport, Fahrdienst und Rückholdienst erbracht. Hinzu kommt die Verantwortung und Trägerschaft für die stationären Einrichtungen wie Krankenhäuser, stationäre Alten- und Pflegeeinrichtungen, stationäre Hospize, Kindertagesstätten sowie Betreuungseinrichtungen für Migration und Jugendhilfe, drei Schulen und weitere soziale Dienste.

Dieser Kurzüberblick über die Tätigkeitsbereiche der Malteser zeigt insbesondere eines: Den einen Masterplan für den Umgang mit der „Corona-Krise" gab es nicht und konnte es nicht geben.

2. Veränderte Arbeitsbedingungen und deren Herausforderungen

Mit Start in den Lockdown ergaben sich für alle Bereiche viele neue Fragestellungen. Besonders in den Diensten, in denen wir in direkten Kontakt mit den hilfebedürftigen Menschen treten, gab es viele Herausforderungen. Es galt, in einer angespannten Situation und bedrohlichen Lage durch das Coronavirus, den Menschen die Hilfe zukommen zu lassen, die erforderlich und leistbar war, und gleichzeitig unsere Mitarbeitenden zu schützen. Die Bedrohung durch das Virus erforderte einen sorgfältigen Umgang mit Schutz- und Hygienemaßnahmen. Abläufe in der Kranken-, Patienten- und Bewohnerversorgung mussten verändert, angepasst und neu geplant werden. Ein Meldesystem über den aktuellen Stand der Lage wurde zentral organisiert. Im Bereich der Krankenhäuser wurde eine ethische Leitlinie zum Umgang mit der Covid-19-Pandemie erstellt und kommuniziert. Insbesondere die Priorisierung von Patientinnen und Patienten im Falle eines Engpasses in der Behandlung (Triage) war ein wichtiger Schritt, um für den schlimmsten Fall handlungs- und entscheidungsfähig zu sein. Es zeigt aber auch, welcher psychischen Belastung die Mitarbeitenden in diesen Diensten ausgesetzt waren.

Einige Dienste der Malteser, wie z. B. der Schulbegleitdienst, wurden vollständig eingestellt und die Mitarbeitenden in Kurzarbeit geschickt. Die Malteser entschieden frühzeitig, in dieser für alle belastenden Zeit auf Kündigungen zu verzichten. Diese Maßnahmen benötigten eine umfängliche Prüfung und Begleitung durch die Verantwortlichen im Personalbereich und verursachten erhebliche administrative Mehrarbeit.

Der sofortige Abbruch des direkten Kontaktes mit den Mitarbeitenden war ein großes Problem und wir suchten nach Möglichkeiten, den Kontakt auf alternativen Wegen aufrechtzuerhalten. So wurden alle aktuellen Informationen sowie Notrufnummern weiter kommuniziert. Online-Vorträge zu Themen wie Gesundheit, Stress, Resilienz oder Finanzen boten allen Mitarbeitenden die Möglichkeit der Teilnahme und eines Wiedersehens, wenn auch nur via Bildschirm.

Für Mitarbeitende in Verwaltungstätigkeiten bedeutete der Lockdown den schnellen Wechsel in das mobile Arbeiten und die Notwendigkeit, kurzfristig „Homeoffice"-fähig zu werden. Mit Leitfäden zum Umgang mit der IT und zu digitalem Arbeiten wurden kurzfristig erforderliche Online-Schulungen angeboten sowie notwendige Hardware-Lösungen umgesetzt. Dienstvereinbarungen regelten zügig die Rahmenbedingungen für Mitarbeitende und Vorgesetzte. An vielen Stellen gaben technisch versierte Kolleginnen und Kollegen ihr Wissen an andere in Schulungen oder persönlichen Telefonaten weiter. Dadurch, dass die Malteser bereits seit vielen Jahren im Audit „berufundfamilie" an Maßnahmen zu mehr Vereinbarkeit von Beruf und Familie mitgearbeitet hatten, war es kurzfristig möglich, neuen Bedürfnissen von betroffenen Mitarbeitenden zu begegnen. Zum Beispiel die Vorarbeiten insbesondere zum Thema Homeoffice/mobiles Arbeiten zahlten sich aus. Durch die bestehende Dienstvereinbarung zum Thema gab es zum einen festgelegte Prozesse und zum anderen waren die Führungskräfte sensibilisiert und eine Bereitschaft für das mobile Arbeiten vorhanden.

3. Herausforderungen in den stationären Einrichtungen

Besonders groß waren die Herausforderungen durch das Virus im Gesundheitswesen. Die stationären Einrichtungen wurden in besonderer Weise in der Pandemie gefordert: von der extremen Be- und Auslastung der Mitarbeitenden über die angespannte Bettenkapazität – insbesondere auf den Intensivstationen – bis hin zu den Be- und Einschränkungen für den Besuch der Patientinnen und Patienten durch Angehörige. Daher wurden stets Schutzmaßnahmen abgeleitet, die der aktuellen Situation angemessen waren, wie z. B. die Bereitstellung von Masken und Schutzkleidung, oder aber Maßnahmenkataloge zum Umgang mit Patientinnen und Patienten und deren Angehörigen. Die Solidarität unter den Mitarbeitenden in den Einrichtungen war groß.

In der Altenpflege galt es zudem, eine besonders vulnerable Bevölkerungsgruppe zu schützen. Verantwortungsvolle Konzepte für über 30 Altenhilfeeinrichtungen ermöglichten es, auch weiterhin die Versorgung aufrechtzuerhalten.

Regelmäßige Befragungen der Mitarbeitenden in der Altenhilfe, aber auch im gesamten Malteser Verbund, zeigten uns den aktuellen Stand der Belastung vor Ort auf. Gerade die psychische Belastung war in fast allen Bereichen hoch. Sei es durch die ständige Gefahr, sich und andere anzustecken, die erhöhte Arbeitsbelastung, die Quarantäne von ganzen Dienststellen sowie Einrichtungen oder die Doppelbelastung durch Arbeit bei gleichzeitiger familiärer Herausforderung. So belastete z. B. die Mitarbeitenden in der Altenhilfe auch die Frage der persönlichen Schuld und die große Sorge, unbeabsichtigt als Virusträger in der Einrichtung zu arbeiten (siehe Abb. 1).

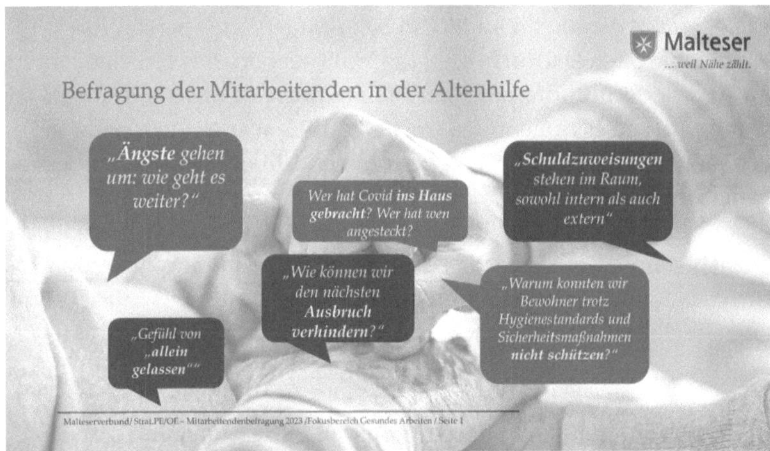

Abb. 1: Aussagen und Sorgen der Mitarbeitenden aus der Altenpflege während Corona

Daher entschieden die Malteser bereits im Mai 2021, allen Mitarbeitenden eine externe psychologische Beratung anzubieten. Über ein Partner-Unternehmen wurden und werden für alle Mitarbeitenden anonyme Beratungsleistungen (Value Based Counseling Method) in bis zu fünf videogestützten Beratungseinheiten angeboten. Diese Beratung namens „My7steps“ ist speziell auf Menschen ausgerichtet, die hohem Stress ausgesetzt sind oder sich in einer persönlichen Krise befinden. Das Angebot gibt es bis heute und wird weiterhin gut wahrgenommen.

Die Identifikation mit den Werten und der inhaltlichen Arbeit der Malteser ist groß, es gibt eine große Loyalität; auch daraus erklärt sich das hohe Aushaltepotential der Mitarbeitenden mit Blick auf die teilweise extreme Belastung, z. B. durch pandemiebedingtes Wegbrechen von Personal und Aufgaben, die trotzdem erfüllt werden mussten. Dies führte während der Covid-19-Pandemie zu Überforderung. Hinzu kamen die Lebensveränderungen im privaten Bereich: In Pandemiezeiten war die Familie nicht immer ein Ort der Erholung oder des Ausgleichs zur Arbeit, was neben der Arbeitsbelastung den persönlichen Stress erhöhte. Aber auch Einsamkeit und Isolationsgefühle durch fehlende soziale Kontakte in der Freizeit waren Themen, die in der Beratung zur Sprache kamen.

Hier braucht es spezielle Maßnahmen für die unterschiedlichen Gruppen der Mitarbeitenden.

4. Herausforderungen im Rettungsdienst

Regelmäßige Herausforderungen gerade am Anfang der Pandemie waren Covid-19- Ausbrüche bei Mitarbeitenden, die eine kurzzeitige Reduzierung der Rettungsmittel zur Folge hatten. Die dadurch steigende Belastung bei den verbleibenden Mitarbeitenden war erheblich und führte zu Unzufriedenheiten, die sich vereinzelt auch in vermehrten Krankmeldungen niederschlugen. Hinzu kam im Rettungsdienst die Schwierigkeit der Beschaffung von Schutzausrüstungen, wie Schutzkleidungen, Masken und Material. Hier vernetzte man sich verbundweit, organisierte und verteilte Material oder suchte neue Anbieter. Die zentrale Gesamtstruktur war insbesondere bei den Fragen der Beschaffung von Schutzausrüstungen von großem Vorteil. Durch alle Mitarbeitergruppen war eine hohe Flexibilität und Leistungsbereitschaft erkennbar.

Auch im Rettungsdienst waren die Mitarbeitenden einem hohen psychischen und physischen Druck ausgesetzt. Die Befürchtungen einer eigenen oder einer Fremdansteckung waren dauerhaft präsent, insbesondere zu Beginn verstärkt durch die Ungewissheit zu Übertragungswegen oder wirksamen Schutzmaßnahmen.

Hilfreich für die Bewältigung des Dienstes war insbesondere der gute Teamzusammenhalt und gemeinsame Austausch auf den Rettungswachen, ergänzt durch das fest etablierte Angebot der Malteser der psychosozialen Notfallvorsorge (PSNV). Dahinter verbirgt sich ein Netzwerk von geschulten Mitarbeitenden, die in besonders belastenden Einsätzen unterstützen und fundierte Hilfestellung geben. Zusätzlich zum psychischen Druck kam, bedingt durch die hohen Ausfallszeiten durch Erkrankte, die Mehrarbeit und körperliche Belastung für die Mitarbeitenden hinzu, ergänzt durch die privaten Sorgen eines jeden Einzelnen um seine Familie und Freunde.

Gerade hier zeigte sich aber auch die Wichtigkeit generationsübergreifender Hilfe, wenn Berufserfahrung, Krisenfestigkeit und Innovation in der Lösung von Problemen aufeinander trafen.

5. Maßnahmen

In unseren vielfältigen Diensten mussten wir unsere Mitarbeitenden im Einsatz mit Patientinnen und Patienten, Kundinnen und Kunden sowie Klientinnen und Klienten schützen und Lösungen für einen Weiterbetrieb gewährleisten. Um die Gefahrenlage im Blick zu halten und zeitnahe Lösungen zu erarbeiten, wurde als erste Maßnahme in der Malteser Zentrale in Köln für sämtliche Gesellschaften der BAO-Krisenstab (**B**esondere **A**ufbau**o**rganisation) gegründet.

Dieser neue Lenkungskreis wurde durch erfahrene Katastrophenschützer geleitet und es waren alle Fachbereiche des Gesamtverbundes, vom Krankenhausmitarbeitenden bis zum Schulleiter, sowie wichtige Schnittstellen, wie Personal, Hygiene, Logistik, IT und Kommunikation vertreten. Die Besondere Aufbauorganisation war dabei direkt an die Geschäftsführung angegliedert und übernahm die zentrale Verantwortung sowie die interne Kommunikation an alle Mitarbeitenden. Jegliche Kommunikation lief über den BAO-Krisenstab und wurde mit diesem priorisiert. Die BAO verfasste wöchentliche Lageberichte und Krankenzahlen aus dem Verbund und steuerte die zentrale Materialbeschaffung, zum Beispiel Schutzmasken. Zusammenfassend hat sich die BAO demnach mit dem Aufbau einer zentralen Kommunikation, einem Netzwerk innerhalb und außerhalb der Malteser sowie Konzepten zur Sicherung der Dienste und des Schutzes der Mitarbeitenden unter Berücksichtigung der aktuellen Gesetzeslage beschäftigt. Im Fokus standen dabei ein einheitlicher Informationsfluss zur aktuellen Lage sowie Handlungsempfehlungen in Verbindung mit den aktuellen bundesweiten Inzidenzen und aktuell geltenden Schutzmaßnahmen. Oberstes Ziel war dabei das Aufrechterhalten der Leistungsverpflichtungen in unseren

Diensten, der Schutz unserer Mitarbeitenden sowie die Gewährleistung einer funktionierenden Verwaltungsstruktur, wie zum Beispiel IT-Infrastruktur, das Beschaffungswesen genauso wie die Sicherstellung von Liquidität und Personalabrechnung.

Durch die Personalabteilungen wurden kontinuierlich die aktuellen Schutzmaßnahmen kommuniziert und, als Impfstoff zur Verfügung stand, auch Impfungen angeboten. Eine Schutzmaßnahme war sicherlich die räumliche Distanz durch das Verlegen der Arbeit in die eigenen vier Wände, doch die Mitarbeitenden, die ausschließlich mobil arbeiten konnten, waren bei den Maltesern die Ausnahme. Einsatzgebiete und Aufgaben waren dabei wichtiger als Alterskohorten.

6. Digitalisierung der Arbeitswelt

Durch den recht spontanen Digitalisierungsschub entstand ein hoher Aufwand für die IT der Malteser. Die IT-Ausstattung musste angepasst und für viele Mitarbeitende in kurzer Zeit umgestellt werden. Neben der Hardware-Ausstattung – die Umstellung von festen Clients hin zu mobilfähigen Arbeitsplätzen – wurden Schulungen zur Nutzung der neuen Programme, wie z. B. „Microsoft Teams", angeboten. Das Thema mobiles Arbeiten wurde durch die Covid-19-Pandemie und die schnelle Umstellung auf digitales Zusammenarbeiten ein Meilenstein. Die aktuelle Betriebsvereinbarung in der Zentrale sieht den wöchentlichen Anteil von mobilem Arbeiten von 50 Prozent vor, sodass die Flexibilisierung der digitalen Arbeitswelt weiter bestehen bleibt und auch nicht mehr wegzudenken ist. Die Handlungsnot führte partiell auch zu einer höheren Durchlässigkeit zwischen den Generationen, so standen sich nicht nur analoge und digitale Generationen gegenüber.

Kommunikation spielt nicht nur in einer Pandemie eine große Rolle, denn ohne Kommunikation gibt es keine Transparenz, kein „Networking" untereinander und kein Wissen darüber, wie es z. B. den Mitarbeitenden gerade geht und wie der Stand der Umsetzung von Arbeitsthemen aussieht. Um Besprechungen auch digital abwechslungsreich, aber vor allem auch gesundheitsförderlich zu gestalten, ist eine digitale Pinnwand entstanden. Ursprung dazu war der Gedanke, eine Form der digitalen „Nähe" zu erzeugen. Zum einen praktische Tools und Wissen für digitalen Austausch und Workshops mit anderen zu teilen und weiterzuentwickeln und zum anderen mit speziellen Anregungen in digitalen Arbeitsformaten auch Nähe und Vertrauen herzustellen. Diese digitale Pinnwand „Padlet“ wurde nicht nur im Verwaltungsbereich, sondern auch z. B. für digitale Weihnachtsfeiern im Rettungsdienst oder „Teams“-Abende im Ehrenamt genutzt und stärkte die Gemeinschaft. Diese Pinnwand wächst bis heute weiter.

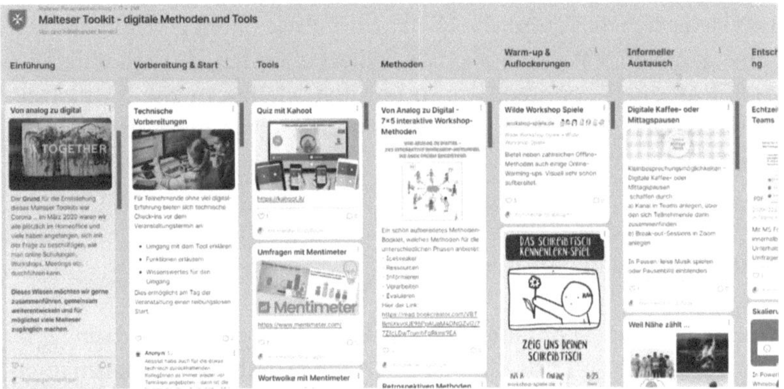

Abb. 2: Malteser Toolkit (Intranet)

7. Interne Kommunikation und Austausch

Die zentrale BAO wie auch die Krisenstäbe vor Ort initialisierten schnell ein regelmäßiges Berichtswesen. So konnte die aktuelle Lage bezüglich Patienten, erkrankten Mitarbeitenden und Material zeitnah eingeschätzt werden.

In den stationären Einrichtungen (Krankenhäusern) wurden eigene Newsletter implementiert und die Infokanäle in „Teams“ weiter ausgebaut. Diese Maßnahmen tragen bis heute Früchte und wurden insbesondere durch die Generation X, Y und Z gemeinsam aufgebaut.

Neben Beratungsangeboten und digitalem Gemeinschaftserleben (zum Beispiel in Form einer digitalen Weihnachtsfeier) wurde die interne Kommunikationsplattform „Viva Engage“ (damals noch „Yammer“) für alle Mitarbeitenden implementiert und in verschiedenen Gruppen tauschte man sich zu aktuellen Bestimmungen und Vorgaben, aber auch zu Unterstützungsangeboten, Impulsartikeln und Achtsamkeitsübungen aus. Der Kanal „Resilienz in der Krise“ stellte interne und externe Expertise für Mitarbeitende zur Verfügung, bot die Möglichkeit zum Austausch, fasste immer wieder auch

Angebote für Unterstützung zusammen und erweiterte diese fortlaufend. So entstand z. B. eine Liste an hilfreichen Telefonnummern, die Mitarbeitende zu verschiedenen Themen anrufen können, aber auch eine Corona-Notrufnummer und die oben erwähnten Beratungsangebote „My7steps" und Seelsorge wurden hier zusammengefasst.

8. Unterstützung und Angebote zur Stärkung der Gesundheit und Vereinbarkeit

Die naturheilkundliche Malteser Klinik von Weckbecker durfte aufgrund der Corona-Verordnung der Bundesregierung zeitweise nicht öffnen. Statt aber lediglich in Kurzarbeit zu gehen, initiierten die Mitarbeitenden gemeinsam mit den Verantwortlichen für die Gesundheitsförderung digitale Schulungen zu Ernährung, Bewegung, Resilienz und Stress und boten diese regelmäßig über eine Online-Plattform an. Innovation, Agilität und Flexibilität in der Krise sind gerade postcorona zu wichtigen Schlüsselfaktoren im Werben um Mitarbeitende der Generation Z geworden.

Die Herausforderungen im Homeoffice waren vielfältig. Familien standen vor der Aufgabe, ihre Arbeit und die Betreuung von kleinen Kindern oder Homeschooling zu organisieren und zu bewältigen. Insbesondere alleinstehende Mitarbeitende oder Alleinerziehende waren auf einmal isoliert und vom Alltagsleben abgeschnitten. Diese Zielgruppen nahmen wir bei unserer Kommunikation besonders in den Blick, informierten aktuell zu Möglichkeiten und Anlaufstellen und boten Tipps für eine gelingende Arbeit im Homeoffice an (siehe Abb. 3).

Die hier dargestellten unternehmensweiten Regelungen für das Homeoffice stellen inzwischen einen wichtigen Baustein im Wettbewerb um neue Mitarbeitende dar. Sie zeugen von einer flexiblen und anpassungsfähigen Unternehmenskultur, die gerade auch für die Generation Z attraktiv ist.

Ein zusätzliches Angebot konnte mit einem weiteren externen Kooperationspartner – einem Familienservice-Anbieter – umgesetzt werden. Schwerpunkt dieser Partnerschaft war die Unterstützung, Information und Beratung rund um Familienthemen. Während der Pandemie konnten diese bereits in Teilbereichen etablierten Leistungen auf alle Malteser ausgeweitet werden und dadurch allen Mitarbeitenden Zugriff auf ein umfangreiches Schulungsportal mit Fach-

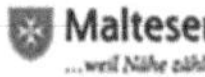

5 Tipps für's "ad-hoc"-Homeoffice	
Tipp 1 Arbeitsplatz	**Arbeiten im häuslichen Umfeld:** - Suchen Sie sich einen möglichst ruhigen Ort in Ihrem Zuhause. - Besprechen Sie mit Ihrer Familie, dass dies nun Ihr „Büro auf Zeit" ist und welche Regeln dafür gelten. *Achten Sie darauf*, dass Sie die ergonomischen Vorgaben sowie datenschutzrechtlichen Bestimmungen einhalten können.
Tipp 2 Zeiten	**Zeitliche Planung und Absprachen sind wichtig:** - Strukturieren Sie den Tag: in welchen Zeiten wird gearbeitet? Wann und wie lange werden Pausen eingeplant? - Überlegen Sie, wann es wichtig ist, dass Sie erreichbar sind bzw. Servicezeiten eingehalten werden können. - Stimmen Sie sich auch mit Ihrem Umfeld/Familie ab und besprechen am Abend vorher kurz den nächsten Tag. - Kommunizieren Sie Ihre An- und Abwesenheitszeiten: nutzen Sie dafür z. B. MS Teams/Chatfunktion oder An-/Abwesenheitsstatus oder Signatur über Outlook (Hinweis: Bedenken Sie, nicht jeder Malteser hat einen PC-Zugang.) *Achten Sie darauf*, was gut funktioniert und verändern Sie bei Bedarf Zeiten -natürlich in Absprache mit Ihrer Führungskraft.

Tipp 3
Technik
	Kommunikation braucht Kanäle:
	- Nutzen Sie die Angebote und Unterstützung der SoCura.
	- Interne Kanäle sind z. B.
	  - MS Teams (z. B. gut für kontinuierlichen Austausch/Bildschirm teilen)
	  - YAMMER (hier erreichen Sie viele)
	  - Telefonkonferenzen (Globafy) (z. B. zum Austausch für komplexe Themen)
	  - Email (z. B. für ausführlichen Austausch)
	Achten Sie darauf, dass Sie nur für Sie relevante Kanäle und Medien nutzen. Machen Sie Ihren Arbeitsfortschritt transparent z. B. mit OneNote, Trello-Board, MS Teams.

Tipp 4 Abgrenzung	**Transparenz & Commitment:** - Vereinbaren Sie z. B. Kommunikationszeiten mit Führungskraft und Team - Vereinbaren Sie Regeln mit Ihrer Familie: wann können Sie gestört werden & wann nicht, wie können insbesondere kleinere Kinder Sie im Notfall ansprechen. - Wie gehen Sie mit Nebengeräuschen um bzw. was wollen Sie dazu vereinbaren (Lautstärke TV, Musik). *Achten Sie auf* die Balance und darauf, was Sie Ihrer Familie und gegebenenfalls Ihren Kindern zumuten können. Erklären Sie Ihrer Familie, warum es wichtig ist, dass Sie arbeiten.
Tipp 5 Achtsamkeit	*Achten Sie auch* auf Datenschutz & gehen Sie sensibel mit Daten um. Achten Sie auf sich selbst: planen Sie Pausenzeiten ein, bewegen Sie sich ausreichend, Trinken & Essen Sie ausgewogen. Werden Sie kreativ: z. B. Kopfhörer gegen Nebengeräusche, ein Aufgabenboard für die Familie, kreieren Sie den „nonverbalen" Austausch mit Ihren Kindern (z. B. mit Bildern, Kreidetafel o.a.)

Stand: März 2020

Abb. 3: 5 Tipps fürs „ad-hoc"-Homeoffice, Herausgeber Malteser, 2020

vorträgen und Kursen zu den Themen Resilienz, Familie, Finanzen, Gesundheit, Kommunikation angeboten werden. Viele Vorträge hatten einen speziellen Zuschnitt auf die Situation. Dieses für die Mitarbeitenden kostenlose Angebot wurde sehr gut genutzt und angenommen. Wie sich die Nutzung auf die Themen verteilte, zeigen die Abbildungen 4 und 5. Daraus lässt sich ableiten, wie hoch sich die Belastung der Mitarbeitenden zu diesem Zeitpunkt darstellte (z. B. fast 300 Teilnehmende bei den Fachvorträgen zu Umgang mit Stress und Stärkung von Resilienz).

Die Belastungserhebungen wurden dabei generationsübergreifend erhoben und durch personalisierte Angebote unterstützt.

Ein weiteres Unterstützungselement war das Einrichten einer Seelsorge-Hotline. Als christliche Organisation taten sich Seelsorgerinnen und Seelsorger zusammen und richteten eine Hotline ein, die für alle Mitarbeitenden in der Pandemie zur Verfügung stand.

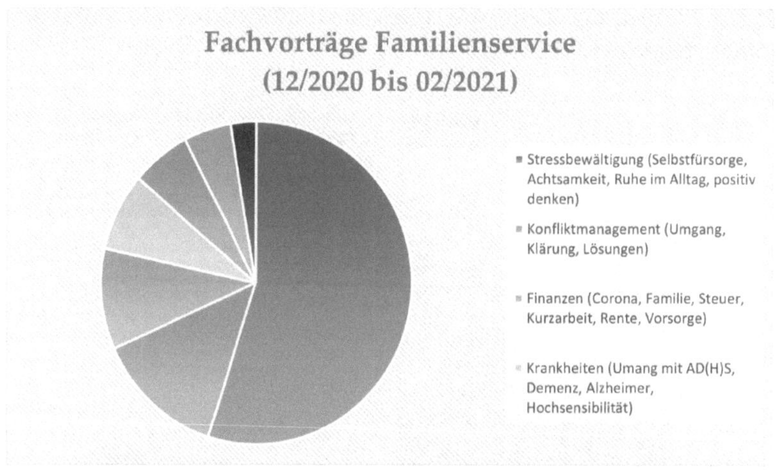

Abb. 4: Nutzung der Fachvorträge nach Themenbereichen

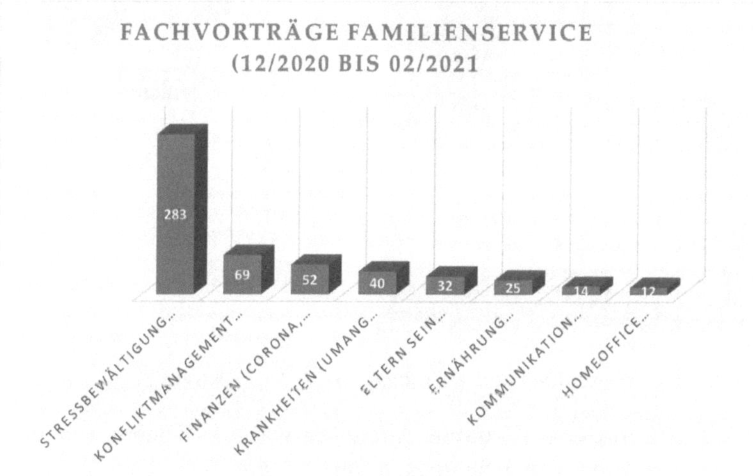

Abb. 5: Nutzung der Fachvorträge nach Themenbereichen und Anzahl

Die zentrale Fachstelle für Hospiz-, Trauer- und Palliativarbeit der Malteser hat sich explizit in einer kleinen Gruppe mit Expertinnen und Experten damit beschäftigt, was beim Umgang mit Tod und Trauer insbesondere in der Krisenzeit hilfreich ist. Auch hier waren die Angebote wieder generationsübergreifend ausgerichtet. Daraus entstand unter anderem ein Flyer für Mitarbeitende vor Ort (siehe Abb. 6). Die vielen internen und externen Beratungsstellen wurden in einer Intranet-Seite der Malteser gebündelt. So sollten alle relevanten

Informationen und Unterstützungsangebote gut auffindbar und zugänglich gemacht werden.

Malteser
...weil Nähe zählt.

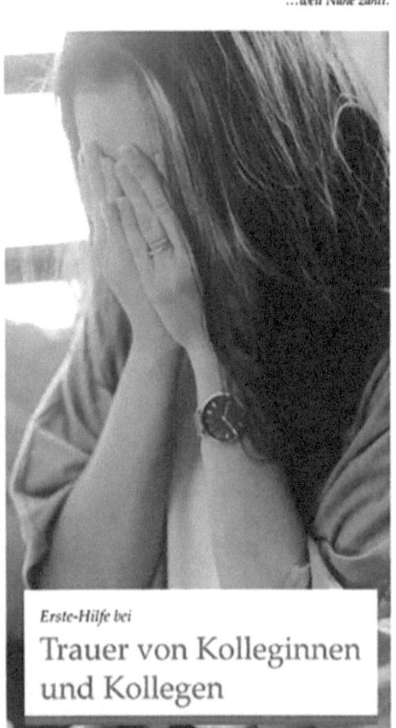

Impulse zu einem hilfreichen Umgang mit trauernden Kolleginnen und Kollegen

- Nicht einfach weitermachen und so tun, als wäre alles wie immer, sondern behutsam Anteil nehmen und nachfragen, was dem Gegenüber jetzt helfen könnte („Was brauchst du/wünschst du dir jetzt von uns?"). Tränen und Hilflosigkeit dürfen sein.
- Daran denken, dass Trauernde manchmal zunächst „funktionieren wie immer" und erst später Geduld und Unterstützung gebraucht werden; vielleicht möchte der Kollege/die Kollegin den Arbeitsplatz aber auch „frei" von Trauer halten
- Geduld und Verständnis zeigen, wenn Trauernde unkonzentriert, gereizt, vergesslich,... sind. Das sind normale Phänomene bei Trauer.
- Trauer dauert oft länger, als das selbst der Trauernde eingeschätzt hätte.

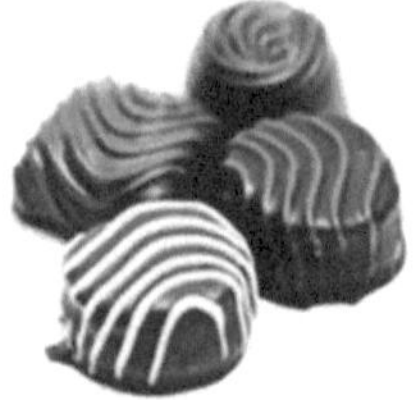

Keine „Rezepte" aber Ideen zu Gesten der Anteilnahme

- Zu einem Spaziergang in der Mittagspause einladen
- Kärtchen, Praline, kleine Aufmerksamkeiten an den Arbeitsplatz legen (ohne viel Worte) – keine Trostbüchlein
- Aufgaben des Trauernden übernehmen (in Abstimmung mit ihm!) „Wie können wir dich in der aktuellen Situation entlasten"?
- Wahrnehmen, wann freundliche Zuwendung/freundliches Distanzhalten gut tun.
- Von Zeit zu Zeit im Team gemeinsam mit dem Trauernden prüfen, was für ein gelingendes Miteinander hilfreich wäre

Abb. 6: Erste Hilfe bei Trauer von Kolleginnen und Kollegen (Intranet)

Gerade in der stationären Altenhilfe war das Thema Tod und Trauer oft allgegenwärtig und aufgrund des Besuchsverbots bei einem Covid-19-Ausbruch in den Einrichtungen nur schwer mit Angehörigen zu besprechen. Damit Trauer bewältigt werden konnte, gab es digitale Impulse dazu und ein digitaler Trauerraum wurde eingerichtet, damit Mitarbeitende trotz Beschränkungen, Quarantäne oder räumlicher Entfernung mit Angehörigen kommunizieren und trauern konnten.

9. Ausblick: Was haben die Malteser aus der Krise gelernt, das auch für eine zukünftige generationsübergreifende Arbeit wichtig ist?

Rückblickend zeigte sich, dass die Malteser gut durch die Covid-19-Pandemie gekommen sind. Dennoch hat die sehr herausfordernde Zeit Spuren hinterlassen. Durch den verstärkten digitalen Kontakt riss die Beziehungsebene in vielerlei Hinsicht ab, so fand zum Beispiel das Onboarding neuer Mitarbeitender nur digital statt. Die psychische Gesundheitsbefragung zeigte diesen empfundenen Verlust der Nähe und des Austauschs auf.

Bei allen Fortschritten in diesem Bereich müssen wir das Thema Digitalisierung weiter vorantreiben. Allen Mitarbeitenden die Möglichkeit zu bieten, an der digitalen Welt teilzuhaben, ist auch nach der Pandemie weiter unser Bestreben und Auftrag. Hier können die unterschiedlichen Mitarbeitenden generationsübergreifend weiter voneinander lernen.

Die christliche Grundhaltung, die im Auftrag des Malteserordens begründet ist, hat die Malteser durch diese Krise getragen. Der starke Teamzusammenhalt, die Solidarität und Unterstützung sowie Hilfsbereitschaft untereinander waren groß. Dies äußerte sich z. B. in den Krankenhäusern darin, dass auch die Verwaltungsmitarbeitenden – trotz Homeoffice-Möglichkeit – aus Solidarität weiterhin im Krankenhaus arbeiteten. All dies unterstreicht: Als Malteser ist man nicht allein.

Nach zwei Jahren der Pandemie (und in der Folge weiteren Krisen wie die Flutkatastrophe im Ahrtal und der Beginn des Krieges in der Ukraine) war allen klar, dass diese Zeit Spuren bei den Mitarbeitenden hinterlassen würde. Wir haben uns mit einer Befragung zur psychischen Gefährdung auf den Weg gemacht, die wichtigen Themen strukturiert zu erfragen. Daraus sind weitere Schulungen abgeleitet worden, aber vor allem ist ein stärkeres Bewusstsein dafür entstanden, was die Mitarbeitenden an Unterstützung benötigen. Zwei Jahre später, im Jahr 2023, haben wir die Befragung wiederholt und zum Teil deutlich bessere Ergebnisse erhalten, was darauf zurückzuführen ist, dass wir mit geeigneten Maßnahmen auf das Feedback aus der Erstbefragung reagiert haben (Vergleich 2021, 2023 Daten und Maßnahmen best practice). In dieser Befragung wurde auch deutlich, dass trotz zuverlässiger digitaler Lösungen Präsenztage mit der Möglichkeit des Kontaktes face-to-face dem Zusammenhalt und dem Arbeitsklima förderlich sind. Dies wertschätzt auch die weiterhin bestehenden unterschiedlichen Kommunikationsbedürfnisse von Generation X, Y, Z.

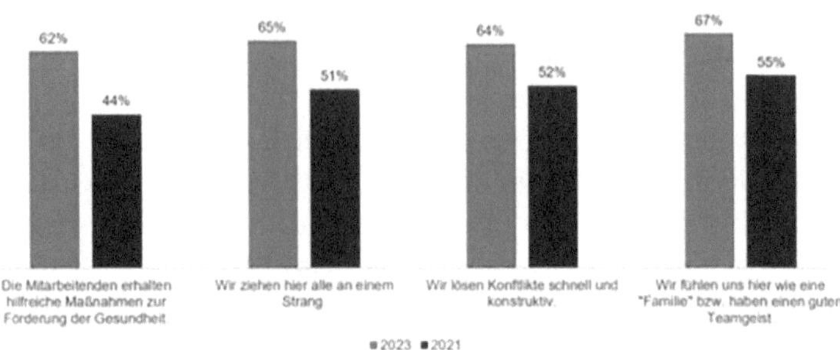

Abb. 7: Pandemie-Effekt in der Verwaltung, Quelle: Mitarbeitendenbefragung 2023

Darüber hinaus wurden die Malteser kurzfristig angefragt, ob sie in der Lage wären, die Verantwortung für den Betrieb von Testzentren und später Impfzentren zu übernehmen. Schnell, effizient und in hoher Qualität setzten die Malteser diese Anfragen an vielen Standorten um. Dafür mussten Mitarbeitende gefunden und qualifiziert werden. Einige von ihnen konnten anschließend in anderen Bereichen der Malteser weiter eingesetzt werden, was zur Wahrnehmung der Hilfsorganisation als verlässlicher Arbeitgeber beigetragen hat. Auch im Ehrenamt machten sich während der Covid-19-Pandemie viele Helferinnen und Helfer Gedanken, wie sie neue Dienste entwickeln können. Daraus entstand beispielsweise ein Einkaufsdienst für vulnerable Gruppen.

Unsere Mitarbeitenden haben während der Pandemie vielfältige Unterstützung von organisatorischer Seite erfahren. Daraus und aus dem Wissen, dass auch in dieser außergewöhnlichen Krise Hilfe am Nächsten möglich bleibt, haben sie Kraft und Zuversicht geschöpft. Folgende Krisen wie die Flutkatastrophe im Ahrtal und der Krieg in der Ukraine haben gezeigt, dass wir Malteser auf viele „Learnings" und bewährte Maßnahmen aus der Corona-Krise zurückgreifen können, dass wir mit der gebotenen Flexibilität auf Krisen unterschiedlicher Art reagieren – und damit auch auf künftige Herausforderungen gut vorbereitet sind.

Krise ist damit immer auch eine Chance zu einem Zusammenwachsen und Miteinander, das weniger die Grenzen, z. B. zwischen einzelnen Generationen, als vielmehr die gegenseitige Ergänzung im Blick hat.

Erwartungen junger Arbeitnehmer an (christliche) Arbeitgeber[1]

Janik Jung

Der Markt der Möglichkeiten, auf dem junge Erwachsene in der Berufswelt unterwegs sind, scheint grenzenlos und lädt zum Ausprobieren ein. Dementsprechend gehören die Zeiten, in denen Auszubildende von den Betrieben übernommen werden und bis an ihren Renteneintritt in demselben Unternehmen beschäftigt bleiben, der Vergangenheit an. Im Zuge des hinzukommenden Fachkräftemangels versuchen Arbeitgeber daher auf den Feldern des Personalrecruitings und des Retention-Managements[2] sich so aufzustellen, dass sie die eigene Attraktivität für benötigtes Personal erzeugen bzw. aufrechterhalten können.[3] Dies gilt insbesondere auch für christliche Arbeitgeber, die als Teil der verfassten Kirchen in puncto Attraktivität aufgrund negativer Schlagzeilen (Stichwort: sexueller Missbrauch) oder sich haltender Vorurteile (beispielsweise zum Thema Kirchenaustritt) zusätzlich investieren müssen. Für eine zukünftige Fachkräftesicherung ist es daher wichtig den Fragen nachzugehen, wo junge Erwachsene als aktuelle oder auch potenzielle Arbeitnehmer unterwegs sind, was sie sich von ihrer Arbeit erwarten und wie sie sich diese vorstellen, wie dies unter anderem die *Shell Studie*[4] oder die

---

[1] Im folgenden Beitrag wird zur besseren Lesbarkeit ausschließlich das Begriffspaar Arbeitgeber und Arbeitnehmer verwendet, wohlwissend, dass im Kontext christlicher Einrichtungen von Dienstgeber und Dienstnehmer gesprochen wird.

[2] Durch ein gelungenes Retention-Management wird versucht, die Mitarbeitenden möglichst an das Unternehmen zu binden und dort zu halten. Dabei spielen vor allem Vertrauen und Commitment eine wichtige Rolle. Vgl. bspw. Berger, Peter, Praxiswissen Führung. Grundlagen – Reflexion – Haltung, Berlin 2017, 110f.

[3] Als Maßnahmen zur Mitarbeiterbindung schlägt Tina Voß beispielsweise vor, eine gute Willkommenskultur zu etablieren, eine Work-Life-Balance zu ermöglichen, flexible Arbeitszeiten mit sinnvollen Aufgaben, Weiterbildungsmöglichkeiten oder ein gelungenes betriebliches Gesundheitsmanagement zu etablieren. Vgl. Voß, Tina, „Sind Sie sexy für Bewerber?“, in: Debatin, Jörg et. al. (Hg.), Krankenhausmanagement. Strategien, Konzepte, Methoden, Berlin 2017, 255–257, hier: 257.

[4] Die Shell Studie präsentiert dabei fünf wichtige Dimensionen, die in ihrer Wertung wie auch in der jeweiligen geschlechtsspezifischen wie auch sozialen Priorisierung abweichen. Die fünf Dimensionen sind dabei: Nutzenorientierung (d.h. bspw. ein hohes Einkommen), Erfüllungsorientierung, Vereinbarkeit von Arbeit und Leben, Planbarkeit der eigenen Berufstätigkeit, Karriereorientierung. Hurrelmann, Klaus; Leven, Ingo; Quengle, Gudrun, Beruf und Karriere. Im Falle des Falles zählt die

Sinus-Studie[5] zu analysieren versuchen. Einige dieser Aspekte sollen im Nachfolgenden näher ausgeführt werden.[6]

Spätestens nach Abschluss der Ausbildung oder des Studiums stellen sich (junge) Erwachsene – sofern Sie kein Sabbatjahr einlegen – im Kontext der Jobsuche die Frage, was sie von ihrem zukünftigen Arbeitgeber und vor allem von ihrer Arbeit erwarten. Ein erster Punkt ist dabei die Erwartung, von der Arbeit gefordert, jedoch nicht überfordert zu werden. Denn: Junge Arbeitnehmer leben davon, dass sie in ihrem Tun gefördert und nicht alleine gelassen werden. Als Menschen, die wir in unserer lebenslangen Entwicklung auf das „Du" des Anderen angewiesen sind, erwarten junge Menschen, dass ihre Potenziale erkannt und gefördert werden, sei es, weil sie diese Erfahrung selbst in der Vergangenheit machen durften und gefördert wurden oder weil sie es als ihre Aufgabe ansehen, ebenfalls eine zukünftige Generation von Arbeitskräften an die Hand zu nehmen.

Ein wichtiger und hilfreicher Punkt kann dabei das Feedbackgespräch darstellen, welches Vorgesetzter und Mitarbeiter sowohl in der Form eines Vorgesetzten-Feedbacks zur Beurteilung des Vorgesetzten durch die Mitarbeitenden wie auch *vice versa* im Rahmen eines Mitarbeitergespräches stattfinden können. „Ein Feedback ist [dabei] eine subjektive Rückmeldung über die Tätigkeit und Wirkung einer Person, nicht eine Beurteilung. Ein Feedback ist daher ein Anlass zu einem Dialog und nicht ein einseitiges Urteil. Die meisten Menschen wünschen sich bei ihrer Arbeit mehr Rückmeldungen als sie gewöhnlich erhalten. Dies gilt besonders für neue Mitarbeiterinnen und Mitarbeiter, die ihre Leistungen noch nicht so gut einschätzen können, für Mitarbeitende, deren Aufgabenbereich nicht eindeutig festgelegt ist, sowie für Mitarbeitende, die in der Arbeit vergleichsweise wenig direkt mit anderen Fachpersonen zusammenarbeiten können."[7] Unter dem Blickwinkel des „Gefördert-Werdens" stellen

---

Sicherheit des Arbeitsplatzes, in: Shell Deutschland Holding (Hg.), Jugend 2019. Eine Generation meldet sich zu Wort, Weinheim 2019, 187–211, hier: 192–196.

[5] Vgl. hierzu Barth, Bertram; Flaig, Berthold Bodo; Schäuble, Norbert; Taucher, Manfred (Hg.), Praxis der Sinus-Milieus. Gegenwart und Zukunft eines modernen Gesellschafts- und Zielgruppenmodells, Wiesbaden [2]2023.

[6] Die Antwort auf diese vielschichtige Frage kann in der Kürze dieses Essays selbstredend keinen Anspruch auf Vollständigkeit erheben, sondern will zum Weiterdenken anregen. Zur weiteren Lektüre wird daher die Shell Studie in ihrer neuesten Fassung aus dem Jahr 2019 empfohlen, die einige hilfreiche Hinweise für die 12- bis 25-jährigen Aufschluss gibt.

[7] Böckelmann, Christine; Mäder, Karl, Fokus Personalentwicklung. Konzepte und ihre Anwendung im Bildungsbereich, Berlin, Heidelberg [2]2018, 144.

Feedbackgespräche einen wichtigen Baustein für eine gelungene Entwicklung dar, der durch regelmäßige Mitarbeitergespräche und offen eingefordertes Feedback seitens der Leitungen etabliert werden kann.

Gefordert zu werden kann sich darüber hinaus in der Erwartung eines abwechslungsreichen Alltags zeigen, der sich nicht durch Eintönigkeit, sondern durch Variabilität – sei es in den unterschiedlichen Themen, den wechselnden Arbeitsorten, den Personen, denen man begegnet – zeigt. Dabei ist für junge Arbeitnehmer wichtig, dass sie nicht nur den Sinn in ihrem täglichen Tun erkennen und diesen als Motivator nutzen, sondern auch eine Verbindung zwischen aktueller Tätigkeit und dem in der Ausbildung oder im Studium Erlernten ziehen können. Können junge Erwachsene die Frage nach dem „Warum" der bisherigen Stationen und die Frage des „Wozu" der aktuellen Arbeit beantworten, so besteht die Möglichkeit für junge Menschen, eine sinn-volle Arbeit leisten zu können. Hier lauert gerade für christliche Arbeitgeber eine große Chance, mit sinn-voller Tätigkeit an die Sinn-Suche junger Erwachsener anzuknüpfen und Attraktivität auszustrahlen. Dies ist umso mehr zu bedenken, als dass sich für viele junge Erwachsene die „Work-Life-Balance" transformiert hat,[8] sodass im Balanceakt nicht mehr dem Arbeits-, sondern dem Privatleben Priorität eingeräumt wird. Demnach ist es angezeigt, dass Arbeitgeber darauf achten, dass Privatleben und Arbeit in gesundem Maße mit Leistungsdenken verbunden werden können.

Neben Variabilität und Sinn ist eine weitere Erwartung junger Erwachsener, dass sie mit unbekannten und anspruchsvollen Arbeiten konfrontiert werden. Über sich hinauswachsen und sich persönlich entwickeln zu können braucht jedoch Vorgesetzte, die nicht nur Vertrauen in junge Arbeitnehmer setzen, sondern ihnen auch Aufgaben delegieren, an denen sie sich ausprobieren können und dort, wo es möglich ist, Erfahrungen des Scheiterns und eigener Grenzen machen können. Unerlässlich ist es dabei, dass diese Entwicklung von einer wohlwollenden Unterstützung der Kollegen und Vorge-

---

[8] Aufgrund der potenziellen Missverständlichkeit des Terminus „Work-Life-Balance" schlagen Christine Böckelmann und Karl Mäder die Begrifflichkeit „Life-Domain-Balance" vor: „[…] [D]er Begriff ‚Work-Life-Balance' [ist] etwas irreführend, da man auch während der Arbeit lebt und entsprechend ‚Leben' und ‚Arbeiten' eigentlich nicht ausbalanciert werden können. Alternativ wird daher auch der Begriff ‚Life-Domain-Balance' verwendet. Er macht deutlich, dass es um das Ausbalancieren aller Lebensbereiche geht, zu denen auch die Arbeit gehört." Böckelmann, Christine; Mäder, Karl, Fokus Personalentwicklung. Konzepte und ihre Anwendung im Bildungsbereich, Berlin, Heidelberg ^{2}2018, 83.

setzten begleitet wird. Diese Frage nach persönlicher Entwicklung schließt auch die Erwartung nach sich eröffnenden Perspektiven ein. Die Antwort auf diese Frage nach neuen potentiellen Aufgaben findet sich allerdings im besten Fall im Dialog. So wird insbesondere die aktuelle Personalentwicklung – auch aufgrund eines rasant fortschreitenden Fachkräftemangels – gefordert, sodass zukünftigen und vermeidbaren Überforderungen möglichst vorgebeugt werden kann. Eine weitsichtige Personalbedarfsplanung und Aufgabenverteilung, die absehbaren Personalveränderungen pro-aktiv begegnet und bei der junge Erwachsene inhaltlich beteiligt werden, kommt somit den Erwartungen junger Arbeitnehmer entgegen. Sie kann gute Übergänge schaffen und im Sinne eines gelungenen Changemanagements Unstimmigkeiten innerhalb der Teams entgegenwirken. So können beispielsweise junge Potenzialträger, die zukünftig in der Rolle einer Führungskraft gesehen werden, bereits frühzeitig in die Führungskräfteentwicklung einsteigen, damit später gegebenenfalls nicht nur rechtliche Vorgaben erfüllt werden können, sondern die Mitarbeitenden für die Aufgaben befähigt worden sind.

Eine wichtige und ebenso im Dialog zu lokalisierende Erwartung ist dabei eine gelungene Personalentwicklung,[9] die vor allem in christlichen Häusern auch unter dem Aspekt der Charismenentwicklung bzw. Talentmanagements[10] („Stärken stärken") betrachtet werden kann. Steht der Mitarbeitende sowohl als Individuum als auch als Teil einer Gemeinschaft, sei es eines einzelnen Teams oder einer großen Arbeitsgemeinschaft, im Fokus der Personalentwicklungsmaßnahmen, dann kann es um mehr als bloß die Entwicklung

---

[9] Vgl. bspw. Kohlhoff, Ludger, Bestandteile der Personalwirtschaft und des Personalmanagements, in: Wöhrle, Armin u. a. (Hg.), Personalmanagement – Personalentwicklung, Baden-Baden 2019, 39–72, hier: 46–50. Dieser führt die Personalentwicklung darauf zurück, „die Handlungskompetenzen der MitarbeiterInnen zu stärken." (S. 46) Unter Handlungskompetenzen versteht er die Fach-, die Methoden- sowie die Sozialkompetenz.

[10] Neubauer, Brigitta, Anforderungen an Personalführung und Vorgesetzte in der Sozialwirtschaft, in: Wöhrle, Armin u. a. (Hg.), Personalmanagement – Personalentwicklung, Baden-Baden 2019, 100–147, hier: 131 f.: „Ein wichtiger Teilbereich der Personalentwicklung ist die gezielte Förderung von Potenzialträgern im Rahmen des Talentmanagements. Talentmanagement bezeichnet ‚jene Organisationskonzepte und -maßnahmen, die sich gezielt mit der Gewinnung, Erhaltung und Entwicklung von gegenwärtigen oder zukünftigen Mitarbeitenden auseinandersetzen die aufgrund ihrer vergleichsweise knappen, stark nachgefragten und für die Organisation zentralen Schlüsselkompetenzen als Talente bezeichnet werden.' […] In dieser Definition sind sowohl potenzielle (externes Talent Management) als auch derzeitige Mitarbeiter (internes Talentmanagement) angesprochen."

von Kompetenzen gehen, die zur Erbringung aktueller oder zukünftiger Arbeiten notwendig sind. Wird der Mitarbeiter unter einem ganzheitlichen, christlichen Gesichtspunkt angesehen, dann geht es um eine Entwicklung eines Menschen, der als Teil einer Gemeinschaft und Teil einer Gesellschaft einen Beitrag zum Gemeinwohl leistet und der befähigt werden soll, die geforderten Aufgaben umsetzen zu können. Unter diesen Vorzeichen, die auch vor dem Hintergrund des gesellschaftlichen Auftrages christlicher Unternehmen zu betrachten sind, können demzufolge auch Fördermaßnahmen in den Blick geraten, die auf den ersten Blick nicht direkt der Tätigkeit im Unternehmen, aber dem ehrenamtlichen Engagement des Mitarbeitenden zuzuordnen sind, beispielsweise in der Form einer Gruppenleiterschulung oder eines Erste-Hilfe-Kurses.[11] Dass dieser Aspekt möglich ist, setzt jedoch grundlegend voraus, das Individuum zu betrachten. Dies erzeugt wiederum eine Spannung gegenüber der geläufigen Einteilung in Generationen-Schemata.

Mit Sicherheit erleichtert die mehr oder minder starre und plakative Einteilung in Generationen (X,Y,Z,) die schnelle und gebündelte Erfassung möglicher Erwartungen von Arbeitnehmern mit Blick auf deren Wertevorstellungen, Lebensentwürfe und Vorlieben. Doch kann diese Eingruppierung, die oftmals um die Generation „α" als Nachfolger der Generation Z ergänzt wird, dazu führen, die Individualität der je eigenen Person zu vernachlässigen. „Für die Personalentwicklung ist wichtig, sich der unterschiedlichen Werte und Perspektiven auf die Arbeitswelt bewusst zu sein, die die Menschen in den verschiedenen Altersphasen prägen können. Sie können die Frage beeinflussen, wie sich jemand beruflich entwickeln möchte."[12]

Sollten nicht gerade auch Abweichungen bei arbeitsrelevanten Fragestellungen (Arbeitsverhalten, Erwartungen an den Arbeitgeber, persönliche Wertschätzung der Arbeit) Beachtung geschenkt werden, wenn diese von ihrer Generation abweichen wie zum Beispiel ein

---

[11] Vgl. die Ergebnisse der Shell-Studie 2019 zum Thema Ehrenamt in: Albert, Matthias; Schneekloth, Ulrich, Jugend und Politik. Demokratieverständnis und politisches Interesse im Spannungsfeld von Vielfalt, Toleranz und Populismus, in: Shell Deutschland Holding (Hg.), Jugend 2019. Eine Generation meldet sich zu Wort, Weinheim 2019, 47–101, hier: 97–101. Dort wird zusammengefasst: „Insgesamt betrachtet bleibt das persönliche Engagement von Jugendlichen breit und vielfältig. Trotz eines gewissen Rückgangs finden sich keinerlei Hinweise, die auf einen substanziellen Rückzug von Jugendlichen hinsichtlich der Übernahme von Verantwortung für die Gesellschaft hindeuten." (Ebd., 101).

[12] Böckelmann, Christine; Mäder, Karl, Fokus Personalentwicklung. Konzepte und ihre Anwendung im Bildungsbereich, Berlin, Heidelberg [2]2018, 116.

vermeintliches Mitglied der Generation Y, das eben nicht bereit ist, sich am Abend noch einmal der Arbeit zu widmen oder ein vermeintliches Mitglied der Generation Z, das sich längerfristig an einen Arbeitgeber binden möchte, weil es ein Bedürfnis nach Sicherheit und Planbarkeit verspürt? Demzufolge sollte die individuelle Perspektive eines Mitarbeitenden nie aus dem Blick verloren werden, wenn die menschliche Entwicklung als lebenslanger Prozess begriffen wird. Welchen Einfluss besonders Letztere auf die individuellen Positionen haben, zeigen Christine Böckelmann und Karl Mäder: „Entwicklung ist ein lebenslanger Prozess, der in den verschiedenen Lebensbereichen und psychischen Dimensionen ganz unterschiedlich verlaufen kann. Dabei beeinflusst uns unsere Vergangenheit ebenso wie es unsere Bilder von der Zukunft tun. Zudem verlaufen Biografien höchst unterschiedlich. Phasenmodelle, die definieren, in welchem Alter bestimmte Entwicklungsaufgaben anstehen, haben damit nur einen sehr beschränkten Aussagewert. Wichtig ist, dass Personalentwicklung die ganz individuelle Lebenssituation eines Mitarbeitenden berücksichtigt."[13]

An die ganz individuelle Lebenssituation von Mitarbeitenden knüpft auch die generationenübergreifende Erwartung nach der Vereinbarkeit von Beruf und der Familie an, wie sie die Shell-Studie aus dem Jahr 2019 thematisiert: „Jugendliche wollen vor allem, dass neben dem Beruf Familie und Kinder nicht zu kurz kommen. Die Vereinbarkeit von Beruf und Familie wird von ihnen aktuell häufiger (68 %) als sehr wichtig eingeschätzt, als dies noch 2015 (60 %) der Fall war. Ebenfalls halten es mehr Jugendliche für sehr wichtig, dass Teilzeitarbeit möglich ist, sobald sie eigene Kinder haben (47 % zu 43 %), und ein Teil der beruflichen Arbeit von zu Hause aus erledigt werden kann (31 % zu 27 %)".[14] Dies kann sich beispielsweise darin zeigen, dass eine familienfreundliche Handhabung bei Urlauben bzw. Arbeiten über die Feiertage praktiziert sowie Kinderbetreuung für Alleinerziehende, sei es durch Zuschüsse oder eigene Angebote, ermöglicht wird.

Eine weitere, in diesem Kontext oft artikulierte Erwartung sind Corporate Benefits, also „Zusatzleistungen, die Arbeitnehmerinnen

[13] Böckelmann, Christine; Mäder, Karl, Fokus Personalentwicklung. Konzepte und ihre Anwendung im Bildungsbereich, Berlin, Heidelberg ²2018, 116.

[14] Hurrelmann, Klaus; Leven, Ingo; Quengle, Gudrun, Beruf und Karriere. Im Falle des Falles zählt die Sicherheit des Arbeitsplatzes, in: Shell Deutschland Holding (Hg.), Jugend 2019. Eine Generation meldet sich zu Wort, Weinheim 2019, 187–211, hier: 191.

und Arbeitnehmer von dem Unternehmen erhalten, bei dem sie angestellt sind. Diese sind in der Regel kein formeller Bestandteil des Arbeitsvertrags. Ein Corporate Benefit ist ein Vorteil, der über die reguläre Vergütung hinausgeht und sich positiv auf Faktoren wie Arbeitsatmosphäre, Work-Life-Balance, Gesundheit und Motivation der Mitarbeiter auswirkt – sprich: auf die Mitarbeiterzufriedenheit."[15] Dabei ist wiederum die Perspektive der Mitarbeitenden einzunehmen und zu fragen, welche Corporate Benefits den konkreten Voraussetzungen vor Ort als Maßnahme des Retention Managements gesehen werden können, wozu auch eine geeignete Evaluationen gehören und Mitarbeitende Rückmeldungen geben können.[16]

Die Rückmeldung des Mitarbeiters ernst zu nehmen, ihn mit Fairness, Respekt und Toleranz zu behandeln – Punkte, die sich oft in Leitbildern von Unternehmen wiederfinden lassen,[17] ist eine letzte hier zu erwähnende Erwartung junger Erwachsener. Wenn sich junge Arbeitnehmer auf Arbeitgeber einlassen, dann wollen sie keine falschen Versprechungen, die sich nicht bewahrheiten, sondern eine (zumindest angestrebte) Kongruenz von Leitbild und Realität, die sich insbesondere in einer Gleichbehandlung aller und in der Honorierung der eigenen Leistung zeigen. Hier liegt eine besondere Chance für christliche Arbeitgeber, durch gelebte Authentizität zu punkten. Wenn es gelingt, dass Mitarbeitende erfahren und erleben, wofür christliche Einrichtungen in ihrem Kern stehen (Stichwort gelebte Nächstenliebe), dann besteht die Möglichkeit, dass Arbeitnehmer Sinn im täglichen Tun erfahren, Perspektiven erhalten und durch Variabilität herausgefordert werden, sich auf dem Markt der Möglichkeiten für christliche Arbeitgeber zu entscheiden.

Dementsprechend liegt es an den Arbeitgebern, wie sie auf die Erwartungen junger Arbeitnehmer eingehen und die Arbeitsstellen und Arbeitsmodelle so anpassen, dass sie in Zukunft attraktiv auf junge Erwachsene wirken. Im Wettbewerb um die besten Fachkräfte sollten (christliche) Unternehmen der Frage nach den Erwartungen

[15] https://www.hrworks.de/news/corporate-benefits-die-8-besten-ideen/ [zuletzt abgerufen am 17.07.2024].

[16] „Geeignet" kann hierbei auch heißen, die unterschiedlichen Standorten von Einrichtungen oder die unterschiedlichen Wohnorte von Mitarbeitenden und deren Distanz zum Arbeitgeber zu bedenken.

[17] Vgl. hierzu: Proft, Ingo, Epikie. Ein integratives Handlungsprinzip zur Verlebendigung von Leitbildprozessen in konfessionellen Krankenhäusern. Vgl. ebenso Leitbilder – Werbeträger oder ethische Handlungsmaxime?, in: Niederschlag, Heribert; Proft, Ingo (Hg.), Wer glaubt, handelt anders?! (Ethische Herausforderungen in Medizin und Pflege, 2), Ostfildern 2011, 81–99.

junger Erwachsener an Beruf und persönliche Lebensgestaltung nicht ausweichen, sondern den Antworten auf den Grund gehen, sich mit ihnen auseinandersetzen und ggf. (Change-)Prozesse einleiten, die die eigene Attraktivität herstellen sowie langfristig erhalten.

Work hard, play even harder?

Über Motivation, Wertewandel und Arbeitsverständnis der Generation Z

Kristiana Schwarz

In einer sich stetig wandelnden Welt mit neuen Technologien und dynamischen Arbeitsmodellen ist es spannend zu betrachten, wie sich die Arbeitskultur und die Motivation der arbeitenden Menschen verändert. Während in den letzten Jahrzehnten die Generationen der Babyboomer (1956–1965)[1], die Generation X (1966–1980)[2] und die Generation Y (1981–1995)[3] die Dynamiken am Arbeitsplatz bestimmten, hat jetzt die jüngste Arbeitsgeneration, die Generation Z (1996–2010)[4], begonnen, Einfluss auf die Gestaltung der Arbeitswelt

[1] Zur Generation der Baby-Boomer zählen alle Personen, die von 1956 bis einschließlich 1965 geboren wurden. Bezeichnend für diesen Zeitabschnitt ist die Erholung vom Zweiten Weltkrieg mit folgendem Wirtschaftswunder und steigenden Geburtenzahlen. Die Fertilitätsrate erreicht in diesen Jahren einen Höchststand, daher auch die Bezeichnung der Generation. Babyboomer haben den Kalten Krieg mit Bau und Fall der Mauer zwischen West- und Ostdeutschland erlebt, https://de.statista.com/statistik/daten/studie/1130193/umfrage/bevoelkerung-in-deutschland-nach-generationen/ [zuletzt abgerufen am 27.02.2024].

[2] Personen, die in einem Zeitraum zwischen 1966 bis einschließlich 1980 geboren wurden, fallen in die Geburtskohorte der Generation X, abgekürzt Gen X. Sie wird nach dem gleichnamigen Buch von Florian Illies in Deutschland auch als Generation Golf bezeichnet und steht für eine Bevölkerungsgruppe, die in Wohlstand aufwächst und stark konsumorientiert ist. Der ältere Anteil der Kohorte hat die Wiedervereinigung Deutschlands im Kindesalter miterlebt, https://de.statista.com/statistik/daten/studie/1130193/umfrage/bevoelkerung-in-deutschland-nach-generationen/ [zuletzt abgerufen am 27.02.2024].

[3] Wird abgekürzt auch als Gen Y oder als Millennials bezeichnet. In diese Generation fallen Erwachsene, die in den Jahren 1981 bis einschließlich 1995 geboren wurden. Aufgewachsen ist die Gen Y mit einer zunehmenden Weltvernetzung, die insbesondere durch fortlaufende Technologieentwicklung von Internet, Computern oder mobilen Endgeräten vorangetrieben wurde. Sie werden auch als Millenials bezeichnet, da sie die Jahrtausendwende bewusst miterlebt haben. Am 11. September 2001 folgte der Anschlag auf das New Yorker World Trade Center, der mit weltpolitischen Unsicherheiten einherging und für die Generation Y als prägend gilt. Aktiv erlebt hat die Gen Y außerdem die Umstellung auf den Euro, die Weltwirtschafts- und Finanzkrise ab 2007 sowie die Corona-Pandemie 2020, https://de.statista.com/statistik/daten/studie/1130193/umfrage/bevoelkerung-in-deutschland-nach-generationen/ [zuletzt abgerufen am 27.02.2024].

[4] Umfasst Kinder, Jugendliche und Erwachsene, die in den Jahren 1996 bis einschließlich 2009 geboren wurden. Die Generation Z wird auch als Generation YouTube be-

zu nehmen. Jede Generation prägt auf ihre Weise den Arbeitsalltag mit ihren je eigenen Wert-, Lebens- und Arbeitsvorstellungen. So ist es logisch, dass nach einer gewissen Zeit, durch den Generationenwechsel, spürbare Veränderungen in der Arbeitswelt stattfinden, die sich in den Arbeitsformen, dem Arbeitsverständnis und der Arbeitsmoral abzeichnen.

Das vorliegende Essay versteht sich im Sinne eines Plädoyers, der eine Lanze für die Generation Z brechen will, der ich selbst auch angehöre. Das Essay soll einen Überblick über die Generation Z geben, aufzeigen welche Werte sie vertritt, was sie antreibt und motiviert und wie letztlich ihre Vorstellung von Arbeit davon beeinflusst wird.

Wie es Veränderungen an sich haben, dauert es eine Weile, bis man sich an diese gewöhnt hat und die alten Verhaltensmuster ändert bzw. diese erweitert. Nicht selten sind es Vorurteile, die die Annahme von Veränderungen erschweren oder diese gar blockieren. So hat auch die Generation Z mit Vorurteilen zu kämpfen. Ihnen wird vorgeworfen[5], sie seien faul und undiszipliniert, egoistisch und selbstbezogen und seien süchtig nach Social Media. Weiter zweifelt man ihren Respekt vor Autoritätspersonen an und kritisiert deren scheinbar zu hohe Erwartungen an das Leben. Weiter seien sie nicht an Politik oder gesellschaftlichen Problemen interessiert.[6] Auf einige Personen der Generation Z werden diese Vorurteile sicher zutreffen, aber längst nicht auf alle. Inwieweit diese Vorurteile zutreffen, kann und soll an dieser Stelle aber nicht behandelt werden. Es soll nachfolgend viel mehr darum gehen, ein Verständnis und eine Sprachfähigkeit im Umgang mit der Generation Z zu schaffen.

Um angemessen von der Generation Z sprechen zu können, ist es notwendig, diese zunächst besser kennenzulernen, ihre Ängste,

---

zeichnet, denn die Digitalisierung des Alltags mit der Nutzung von Internetplattformen und sozialen Medien ist auch in ihr Leben bereits integriert. Als Kinder haben die meisten von ihnen die ab 2007 beginnende Weltwirtschafts-/Finanzkrise einschließlich deren Folgen miterlebt. Als nächste Krise folgte für den Großteil im Jugend- oder Erwachsenenalter die Corona-Pandemie Anfang 2020, https://de.statista.com/statistik/daten/studie/1130193/umfrage/bevoelkerung-in-deutschland-nach-generationen/ [zuletzt abgerufen am 27.02.2024].

[5] Vgl. https://www.focus.de/experts/generationenkonflikt-scheitert-unsere-zukunft-an-der-generation-z_id_196210653.html [zuletzt abgerufen am 29.02.2024].

[6] Vgl. z.B. https://www.deutschlandfunkkultur.de/mythos-generationenkonflikt-100.html, https://www. mdr.de/nachrichten/sachsen/generation-z-merkmale-definition-arbeitsmoral-jugendkultur-100.html, https://www.focus.de/wissen/mensch/gen-z-ist-faul-und-geldgeil-jugendforscher-raeumt-mit-gaengigen-vorurteilen-auf_id_259501319.html [zuletzt abgerufen am 27.02.2024].

Hoffnungen und Herausforderungen zu verstehen, um wiederum einen richtigen Umgang mit ihnen wählen zu können. Dies gilt sowohl für das alltägliche gesellschaftliche Zusammenleben, als auch für die Beziehung zwischen Arbeitnehmern und Arbeitgebern.

Die Generation Z findet sich aktuell in der sog. VUCA-Welt wieder. VUCA steht für Volatility (Volatilität), Uncertainty (Unbeständigkeit, Unsicherheit), Complexity (Komplexität) und Ambiguity (Mehrdeutigkeit).[7] Die junge Generation wird aktuell und in Zukunft mit zahlreichen Herausforderungen konfrontiert: Globalisierung und wirtschaftliche Unsicherheit, Fachkräftemangel infolge des demografischen Wandels, Klimawandel und Umweltzerstörung, Technologisierung und Automatisierung von Prozessen, Ungleichheit und soziale Ungerechtigkeit, veränderte Lebensvorstellungen und gesellschaftlicher Wertewandel, Gesundheitsprobleme und (globale) Pandemien, politische Instabilität und Konflikte in verschiedenen Teilen der Welt. Dies sind bedeutsame Faktoren im Leben junger Menschen, die einen prägenden Einfluss auf ihre Persönlichkeit und individuelle Lebensführungen nehmen und wiederum deren Werte und Prioritäten definieren. In einer VUCA-Welt sind Veränderungen häufig und der Auswirkungsgrad unbekannt. Prognosen sind deshalb schwierig, da die Probleme komplex und die Lösungen oft unklar sind. Planungen, Prognosen und Strategieentwicklungen verlieren an Relevanz. Häufen sich diese Unsicherheiten, entsteht ein Vertrauensverlust in das bestehende System. Um eine Entscheidungsqualität und -geschwindigkeit ermöglichen und in einem nächsten Schritt erhöhen zu können, benötigen die Arbeitenden mehr aktuelle Informationen und einen größeren Handlungsspielraum. Sowohl Unternehmen und Organisationen, als auch generell alle Menschen auf dem Arbeitsmarkt, müssen in einer VUCA-Welt flexibel, anpassungsfähig und innovativ sein, um erfolgreich zu bleiben. Es braucht also eine durchdachte, strategische und reflektierte Herangehensweise, um mit den ständigen Veränderungen in der globalen Wirtschaft und Gesellschaft umgehen zu können.[8]

Im Folgenden soll ein Überblick über die Generation Z gegeben werden, wer sie sind, welche Werte sie vertreten, was sie antreibt und motiviert und wie letztlich ihre Vorstellung von Arbeit davon beeinflusst wird.

---

[7] Wunderlin, Nikolas, Motivationsmodell GenZ. Motivation der Generation Z in der Arbeitswelt, Langensalza 2021, 9 ff.

[8] Ebd. 11 f.

1. Generation Z – Wer ist das?

Die Generation Z ist im Vergleich zu den vorangegangenen Generationen die bisher am besten materiell ausgestattete, technologisch gesättigte, global vernetzte und formal gebildetste Generation. Sie wird deshalb u.a. als Digital Integrators[9] oder Digital Natives 2.0[10] bezeichnet. Das Selbstverständnis der Generation Z ist breit gefächert. Besonders die Familie und soziale Beziehungen gehören für sie mit zu den wichtigsten Werteorientierungen. Aus dem umsorgten und behüteten Familienumfeld resultiert das große Sicherheitsbedürfnis der Generation und auch ein Anspruch auf ein sorgenfreies Leben. Dieses Streben nach Sicherheit beeinflusst auch das Arbeitsleben der Generation Z. Den Ergebnissen der Shell-Jugendstudie[11] aus dem Jahr 2019 zufolge wertet die Generation Z einen sicheren Arbeitsplatz höher als genügend Freizeit, ein hohes Einkommen oder die Sinnhaftigkeit der Tätigkeit. Demokratische Verhältnisse aus dem Elternhaus und die Möglichkeit des Mitentscheidens führen zu einer individualistischen Generation, die in ihrem Meinungsbild gefestigt ist. Dies schlägt sich auch am Arbeitsplatz nieder, wenn die Generation Z aktiv in den Arbeitsalltag, -prozesse und -entscheidungen einbezogen werden will. Der Umgang ist dabei ungefiltert und direkt. Gerade bei älteren Kollegen kann dies zu Irritationen führen, da die ungefilterte Kommunikation als respektlos empfunden werden kann und es so schneller auch zu Missverständnissen und Unstimmigkeiten kommt (*Clash of Generations*). Durch die transparente Kommunikation im Elternhaus, haben sich die Angehörigen der Generation Z an Lob gewöhnt. Diese Art Feedback erwarten sie dementsprechend auch am Arbeitsplatz. Die geleistete Arbeit möchte die Generation Z auch angemessen entlohnt bekommen, denn sie ist durchaus materialistisch ausgerichtet (stärker als die Vorgängergenerationen X und Y[12]) und ein hohes Gehalt sehen sie als wichtig an.[13]

[9] Vgl. McCrindle, Mark, The ABC of XYZ. Understanding the Global Generations, 2014, 15, 53, 58.

[10] Vgl. Maas, Rüdiger, Generation Z für Personaler und Führungskräfte. Ergebnisse der Generation-Thinking Studie, München 2019, 36–40.

[11] Shell Deutschland Holding (Hg.), Jugend 2019. Eine Generation meldet sich zu Wort, Beltz 2019.

[12] Vgl. Munkes, Jörg; Schmid, Sigrid, Die Generation Z – Wer ist das eigentlich, Heidelberg 2019, 12. (online abrufbar unter https://www.die-medienanstalten.de/fileadmin/user_upload/Veranstaltungen/2019/2019_03_28_DLM-Symposium_2019/Vortrag_Generation_Z_GiM.pdf [zuletzt abgerufen am 20.02.2024]).

[13] Wunderlin, Motivationsmodell, 85 f.

Durch die aktuelle globale Lebensrealität, mit der die Genration Z täglich konfrontiert wird, den steigenden Wettbewerbsdruck und den zunehmenden Postmaterialismus, entwickelt sich in der Generation Z ein Wertewandel hin zu einer bewussteren Lebensführung (Shell Jugendstudie 2002–2019)[14]. Gesundheits-, Klima- und Umweltbewusstsein werden immer wichtiger und nehmen einen hohen Stellenwert in der persönlichen Lebensführung ein. Gerade der Umweltschutz stellt für die Generation Z eine der künftig größten Herausforderungen dar.[15] In der äußerst hohen Sensibilität für dingliche Themen (z. B. Nachhaltigkeit, soziale Gerechtigkeit, nationale und internationale politische Entwicklungen etc.) dürfte entgegen aller Vorurteile, die Jugend interessiere sich nicht für ihr Umfeld und die Umwelt, auch das steigende politische Engagement der Generation begründet sein.[16] Fundament für die Bewusstseinsbildung ist nicht zuletzt der Faktor Bildung.[17] Die Generation Z erfährt Bildung als Investition für die Zukunft, weshalb der Drang, Wissen aufzunehmen, in dieser Generation besonders hoch ist. Mittlerweile gilt das Abitur als Standard der Schulausbildung.[18] So positiv der Wissensdurst der Jugend ist, versetzen die hohen Bildungsanforderungen die Jugendlichen unter einen enormen Druck. Angefangen im Klassenzimmer, über den Erhalt eines guten Studien- oder Ausbildungsplatzes, das Bestehen in zahlreichen herausfordernden Prüfungen und das Ergattern eines gut bezahlten, angesehenen und sinnvollen Jobs; die Angehörigen der Generation Z stehen unter Leistungsdruck. „Für junge Berufseinsteiger ist eine anständig entlohnte Vollzeitstelle eher die Ausnahme als die Regel. Die Debatte um die „Generation Praktikum“, also den zunehmenden Missbrauch von

[14] Shell, Jugend.

[15] Vgl. https://simon-schnetzer.com/blog/die-generation-z-und-nachhaltigkeit-fakten-und-hintergruende/ [zuletzt abgerufen am 27. 02. 2024].

[16] Vgl. https://www.welt.de/regionales/hamburg/article239998669/Neue-Studie-zeigt-Jugendliche-sind-politisch-und-wollen-mitreden.html; https://www.fes.de/themenportal-bildung-arbeit-digitalisierung/bildung/artikelseite-bildungsblog/generation-y-und-generation-z; https://www.bpb.de/kurz-knapp/lexika/ handwoerterbuch-politisches-system/202044/jugend-und-politik/ [zuletzt abgerufen am 27. 02. 2024].

[17] Vgl. Eliecer Ramirez Ulloa, Marcelo, Die Bildung des Bewusstseins und das Bewusstsein der Bildung. Über die philosophischen Grundlagen einer freien Bildung in Auseinandersetzung mit Hegels Phänomenologie des Geistes, Berlin 2017, 138–167 (online abrufbar unter https://refubium.fu-berlin.de/bitstream/handle/fub188/35531/Dissertation_Marcelo_Ramirez.pdf?sequence=3&isAllowed=y [zuletzt abgerufen am 27. 02. 2024]).

[18] Vgl. https://de.statista.com/statistik/daten/studie/1988/umfrage/bildungsabschluesse-in-deutschland/ [zuletzt abgerufen am 27. 02. 2024].

Praktika unter Studierenden und Absolventen, steht nur symptomatisch für die Ausbreitung verwundbarer Beschäftigungsformen unter jungen Berufseinsteigern. Junge Menschen werden heute wie Arbeitnehmer zweiter Klasse behandelt. Über die Hälfte der jungen Beschäftigten arbeitet zu Niedriglöhnen und unter prekären Bedingungen. Die Leiharbeit hat sich unter jungen Beschäftigten nahezu verdoppelt. Jede zweite Neueinstellung ist nur noch befristet. Nur jeder dritte Jugendliche mit abgeschlossener Ausbildung wird unbefristet übernommen. Junge Beschäftigte haben zudem geringeren rechtlichen Schutz vor Kündigungen und werden schneller entlassen. Junge Menschen sind weit stärker von Armut bedroht als Ältere und haben vom Sozialstaat weniger zu erwarten.[19] Der Leistungsdruck hört also, im Arbeitsleben angekommen, nicht auf, denn auch hier sucht die Generation Z stets nach Weiterbildungsmöglichkeiten, ihre Kompetenzen und Fähigkeiten zu erweitern, um so auf dem Arbeitsmarkt dauerhaft bestehen zu können.[20]

Richtet man den Blick weiter auf die Sinus Studie aus dem Jahr 2020[21], erhält man einen guten Einblick in den Wertekanon, den die Generation Z vertritt. Dieser bewegt sich besonders im Bereich individualistischer Bestrebungen, wie Selbstbestimmung und Leistung, aber auch sozialen Werten, wie Anstand, Hilfsbereitschaft, Ehrlichkeit, Vertrauen, Loyalität, Treue und die Sehnsucht nach Zugehörigkeit, Halt und Geborgenheit. Weiter kommt die Studie Junge Deutsche aus dem Jahr 2021[22] zu dem Schluss, dass für die Generation Z ein respektvoller Umgang, Gerechtigkeit, Zusammenhalt, Vertrauen, Freiheit, Freundschaft und die ökologische Nachhaltigkeit besonders wichtig sind. Außerdem sind sie pragmatisch ausgerichtet, ernsthaft und ängstlich, im gleichen Zug aber auch hedonistisch bestrebt nach Genuss und Vergnügen. Es gewinnt alles an Bedeutung was der Selbstverwirklichung dienlich ist. „Das wichtigste Lebensziel der Generation Z sind gute Freunde, gefolgt von vertrauensvoller Partnerschaft bzw. gutes Familienleben, gesundheitsbewusstes Leben und einem sicheren Arbeitsplatz mit erfüllender Tätigkeit, die Spaß macht. Aber auch das Leben in vollen Zügen genießen zu

[19] https://generationengerechtigkeit.info/wp-content/uploads/2018/06/PP_Junge-auf-dem-Arbeitsmarkt.pdf [zuletzt abgerufen am 29.02.2024].

[20] Wunderlin, Motivationsmodell, 87.

[21] Bundeszentrale für politische Bildung, Sinus-Jugendstudie 2020. Lebenswelten von Jugendlichen im Alter von 14 bis 17 Jahren in Deutschland, Bonn 2020, 30–42.

[22] Vgl. Schnetzer, Simon, Die Studie Junge Deutsche 2021 – Zukunft neu denken und gestalten. Lebens- und Arbeitswelten der Generation Z & Y, Kempten 2021, 13, 38.

können, Zeit für eigene Interessen, wie z.B. Hobbys, zu haben, eigenverantwortlich handeln, einen hohen Lebensstandard, umweltbewusstes Handeln, gute Bildung und sich selbst treu sein, gehören dazu. Am Arbeitsplatz bemängeln viele Jugendliche, dass sie viel zu wenig verdienen, Aufstiegs- und Weiterbildungsmöglichkeiten fehlen sowie Anerkennung für die Leistung, regelmäßiges Feedback und die Sinnerfüllung bei der Arbeit vermissen."[23]

Um die Angehörigen der Generation Z langfristig am Arbeitsplatz halten zu können, ist es wichtig zu wissen, wie man sie optimal zur Arbeit motiviert. Im nächsten Abschnitt soll es also um das Motivationsmodell der Generation Z gehen. Dabei werden verschiedene Werte und berufliche Faktoren genannt, die zu optimalen Arbeitsbedingungen der Generation Z führen können.

2. Motivationsmodell Generation Z

Zu allererst wäre hier ein positives Arbeitsklima zu nennen.[24] Eine gute Führung, bedürfnisgerechte und zweiseitige Personalentscheidungen und eine dynamische Rollenanpassung der Mitarbeitenden, ergänzt durch einen respektvollen und kollegialen Umgang bilden die Basis für eine gute Atmosphäre am Arbeitsplatz. Der Zusammenhalt im Team ist ebenfalls ausschlaggebend für das Arbeitsklima und kann durch eine Fehler- und Feedbackkultur, Teamarbeiten, Gruppenreflexionen sowie gemeinsame Leistungsbeurteilungen und Arbeitszeitregelungen erreicht und gefestigt werden. Besonders wichtig ist der Generation Z dabei ein respektvoller, fürsorglicher Umgang auf Augenhöhe, regelmäßige Feedbacks und das Arbeiten in gut funktionierenden Teams.

Ein weiterer Aspekt hinsichtlich der Motivation sind Wertschätzung und Sicherheit.[25] Diese stellen wohl den stärksten Motivationsfaktor für die Arbeitstätigkeit der Generation Z dar. Darunter fällt ein faires und gerechtes Gehalt, Lohnerhöhungen in regelmäßigen Zeitabständen, die wiederum als Wertschätzung wahrgenommen werden. Weiter können hier auch Boni und Zusatzleistungen (Urlaub, Geld, Alterssicherung etc.) genannt werden.

---

[23] Wunderlin, Motivationsmodell, 88.
[24] Ebd., 135.
[25] Ebd.

Nicht zu vernachlässigen sind auch die physischen und administrativen Arbeitsbedingungen.[26] Hierunter versteht man die Arbeitssicherheit, eine gesundheitsfördernde Optimierung des Arbeitsumfelds durch beispielsweise gesundes Essen in der Kantine und ergonomisches Arbeitsmaterial, aber auch flache Hierarchien, ein offener Informationsfluss und genügend Freiheiten.

Je weniger die Angehörigen der Generation Z in diesen genannten Faktoren befriedigt werden, desto kurzfristiger wird deren Arbeitszufriedenheit und Loyalität zum Arbeitsplatz.

Neben den äußeren Motivationsanreizen sind auch die inneren Motivationsanreize ausschlaggebend. Untersuchungen zum „Motivationsmodell GenZ" von Nikolas Wunderlin[27] zufolge sind die Anreize Spaß und Sinnhaftigkeit der eigentlichen Arbeitstätigkeit der größte Motivationsfaktor, gefolgt von Weiterentwicklungsmöglichkeiten in Form von Weiterbildungen, Seminaren etc., Wachstumsmöglichkeiten die Karriere betreffend, ein Leadership, welches die eigene Arbeitsleistung durch Feedback anerkennt und bei der Erreichung der Karriereziele unterstützt.[28]

Die Wachstumsmöglichkeiten der Generation Z können Unternehmen durch die Unterstützung der Kompetenz- und Wissenssteigerung, die wiederum auf die Persönlichkeit der Jugendlichen angepasst wird, fördern. Durch optimale Lernumgebungen und Lerngemeinschaften, aber auch eine offene Feedback- und Fehlerkultur kann ein Wachstums-Mindset gefördert werden. Weiter wird dies unterstützt durch selbstständiges Arbeiten und die Bereitschaft, Verantwortung zu übernehmen. Die Generation Z ist daran interessiert, sich stets fachlich und arbeitstechnisch weiterzubilden.[29]

Für die Angehörigen der Generation Z ist es besonders relevant, dass der Purpose der Organisation, deren Unternehmenswerte und -kultur, mit den eigenen Werten übereinstimmt. Die Bedeutung ihrer Tätigkeit muss klar erkennbar sein, damit die Unternehmenskultur verinnerlicht und praktisch umgesetzt werden kann. Entsprechen die Unternehmenswerte denen der Generation Z (z. B. nachhaltiges, umweltbewusstes und ethisches Verhalten der Organisation), können ein positiveres Arbeitsklima und ein größeres Verbundenheitsgefühl zur Organisation entstehen, was sich wiederum in der Stei-

[26] Ebd., 136.

[27] Vgl. Wunderlin, Motivationsmodell. Die folgenden Ausführungen fassen die Erkenntnisse zum Motivationsmodell GenZ nach Nikolas Wunderlin zusammen.

[28] Ebd., 137.

[29] Ebd.

gerung der Arbeitsqualität niederschlägt. Ebenso wichtig wie die Sinnerfüllung der Arbeit ist die grundsätzliche Vereinbarkeit zwischen Beruf und Freizeit. Dabei kann das Modell des „flexiblen Arbeitens" behilflich sein. Darunter kann man zum einen eine kurzfristige Anpassung der Arbeitszeiten aufgrund Kapazitätsschwankungen verstehen, zum anderen aber auch die flexible Gestaltung der Arbeitszeit nach den jeweiligen Bedürfnissen der Mitarbeiterinnen in Form von Home Office, Remote Work und eigenständiger Einteilung der Arbeitszeit. Die Angehörigen der Generation Z sind durchaus gewogen, zielgerichtet zu arbeiten, um die Unternehmensziele, aber auch die eigenen Ziele zu erreichen. Im Gegenzug möchten sie aber eben nicht nur leben, um zu arbeiten, sondern auch einen Ausgleich zum Arbeitsalltag erfahren dürfen (*work hard and play hard*). Flexibles Arbeiten ermöglicht der Generation Z ihren gewünschten Ausgleich zwischen Beruf und Freizeit und steigert somit ihre Leistung und Lebensqualität.[30]

Wie zuvor bereits angeklungen, legt die Generation Z viel Wert auf Selbst- und Mitbestimmung. Unternehmen können hier durch Wahlrechte, Entscheidungs- und Handlungsfreiräume, aber auch durch selbstständige Zielsetzung die Autonomie der Generation Z unterstützen.

Die Motivation der Generation Z kann weiter durch spezifische, „einzigartige Arbeitserfahrungen" gesteigert werden. Wie es Vera F. Birkenbihl formuliert hat, finden wir jede Aufgabe spannend, die uns einen Sinn bietet.[31] Bei einzigartigen Arbeitserfahrungen geht es um die Möglichkeiten der Generation Z, „mit denen sie in Kombination mit Sinnerfüllung und Selbstbestimmtheit sowie mit ihrer Persönlichkeitsqualifizierung engagiert und leidenschaftlich im Flow intrinsisch motiviert Spitzenleistungen für die Organisation erbringen und dafür ihre Bedürfnisse nach Mastery[32] und Selbstverwirklichung befriedigen […]. Für viele Jugendliche ist es oft die schönste Belohnung an der Arbeitsstätte. Dieses Element beinhaltet drei Subele-

---

[30] Vgl. Wunderlin, Motivationsmodell, 89 ff.

[31] Vgl. Birkenbihl, Vera F., Birkenbihl on Management. Irren ist menschlich – managen auch, München 2019, 148.

[32] Der Ausdruck „Mastery" beschreibt den Drang Fortschritte zu erleben und immer besser in dem zu werden, was man tut und was einem wichtig ist. Es beinhaltet das Bedürfnis des Lernens und der Kompetenzsteigerung sowie das Beherrschen der anstehenden und künftigen Arbeitsaufgaben. Vgl. Wunderlin, Motivationsmodell, 47 ff.

mente: Interesse und Fähigkeiten, abwechslungsreiche Arbeit sowie Spaß und sinnvolle Arbeit."[33]

Je eher den Begeisterungselementen der Generation Z am Arbeitsplatz entsprochen wird, desto höher werden ihre Motivation, das Wohlbefinden, die Leistungsbereitschaft sowie die Loyalität zum Unternehmen. „Unternehmen, die ihre MitarbeiterInnen keine einzigartigen Arbeitserfahrungen anbieten, haben zukünftig kaum eine Überlebenschance."[34] Denn wenn in den nächsten Jahren die Zahlen der Arbeitnehmenden zurückgeht, da z.B. die Generation der Babyboomer das Rentenalter erreicht, werden viele Arbeitsplätze frei und unbesetzt bleiben. Unternehmen sollten also Strategien entwickeln, um möglichst attraktiv für die arbeitenden Generationen zu sein und die vorhandenen Arbeitsplätze besetzen und somit marktfähig bleiben zu können. Nikolas Wunderlin hat seine Untersuchungsergebnisse zum „Motivationsmodell GenZ" grafisch festgehalten. Man erkennt daran: Je seltener die Faktoren „Physische und administrative Arbeitsbedingungen", „Arbeitsklima" und „Wertschätzung und Sicherheit" eintreten, desto weniger werden die Vermeidungsbedürfnisse der Generation Z befriedigt. Dies hat eine kurzfristige Arbeitsmotivation und ein geringes Loyalitätsverhalten zur Folge. Je mehr Faktoren aber zutreffend sind, desto besser ist die Basis für eine gute Mitarbeitendenmotivation und Leistungsfähigkeit innerhalb der Generation Z, denn auch die Wachstumsbedürfnisse werden durch die erfüllten Wartungsfaktoren befriedigt. Für optimale Arbeitsbedingungen mit Blick auf Motivation, Loyalität und Leistung der Generation Z, sollten möglichst viele Wachstumsbedürfnisse abgedeckt sein. „Das Motivationsmodell GenZ kann als eine detaillierte Ursache-Wirkung-Beziehungskette innerhalb der Lern- und Entwicklungsperspektive der Balanced-Scorecard[35] angesehen werden, die jedoch von oben nach unten zu lesen ist, um das

[33] Wunderlin, Motivationsmodell, 139.

[34] Ebd., 140.

[35] Die Balanced Scorecard (BSC) ist ein System zur Unternehmensplanung, Steuerung und Strategieumsetzung, welches ganzheitliches Denken fördert, das operative und strategische Management vereint sowie durch die Verknüpfung der Strategien, Ursachen und deren Wechselwirkungen darstellt. Die BSC übersetzt Mission und Strategie in Ziele und unterteilt sich in vier Perspektiven: die Finanz-, Kunden-, Prozess- sowie Lern- und Entwicklungsperspektive (MitarbeiterInnen-Perspektive), vgl. Kaplan, Robert S.; Norton, David P., Balanced Scorecard – Strategien erfolgreich umsetzen, Stuttgart 1997, 18–29.

Unternehmensteilziel – die Motivation aller MitarbeiterInnen sowie der Generation Z – besser erreichen zu können."[36]

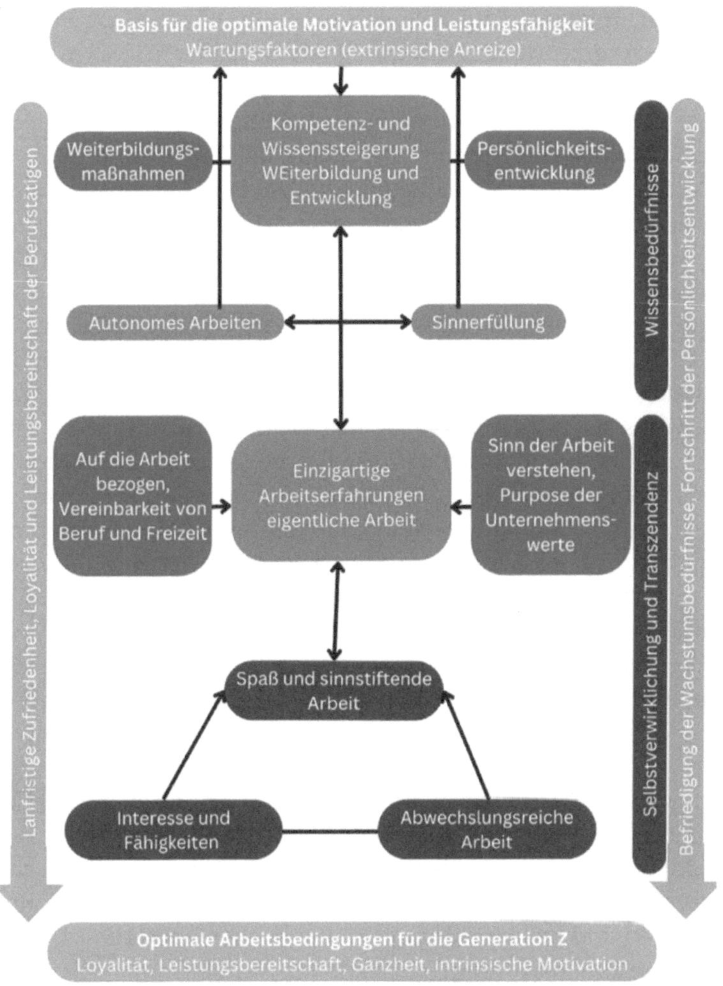

Abb.: Motivationsmodell GenZ (vereinfachte Darstellung in Anlehnung an Wunderlin, Motivationsmodell, 143.

[36] Wunderlin, Motivationsmodell, 141.

3. Zusammenfassung

Die Generation Z ist die aktuell jüngste Kohorte in der Arbeitswelt. Sie ist stark von sozialen Werten wie Harmonie, Hilfsbereitschaft, Solidarität, Toleranz, Empathie und dem Wunsch nach Zugehörigkeit und Anerkennung geprägt.[37] Viele von ihnen streben nach Selbstverwirklichung, Sinnerfüllung und Selbstbestimmtheit. Dabei sind sie stets zukunftsorientiert. Zu den wichtigsten Lebenszielen der Generation Z gehören Zeit mit Freunden, der Familie und Freizeitbeschäftigungen. Eine sehr gute Bildung, ein hoher Lebensstandard, umwelt- und ernährungsbewusstes Handeln und ein Arbeitsplatz mit erfüllenden Inhalten ist den jungen Menschen wichtig. Im Generationenvergleich sind sie die erfolgsorientierteste, sicherheitsbewussteste und autonom erzogenste Generation.[38] Die Angehörigen der Generation Z besitzen einen hoch entwickelten Drang nach Befriedigung ihrer kognitiven Bedürfnisse, da sie in einer digitalen Welt aufgewachsen ist, in der Informationen leicht verfügbar sind. Sie sind daran gewöhnt, Antworten auf ihre Fragen sofort zu erhalten und haben Zugang zu einer Fülle von Wissen und Ressourcen. Sie streben danach, sich kontinuierlich weiterzubilden und ihr Wissen zu erweitern, um besser informierte Entscheidungen treffen zu können und einen positiven Beitrag zur Gesellschaft zu leisten. Zusätzlich haben viele Mitglieder der Generation Z auch hohe berufliche Ambitionen und streben nach persönlichem Wachstum und Erfolg. Sie erkennen die Bedeutung von lebenslangem Lernen und persönlicher Entwicklung, um in einer sich schnell verändernden Arbeitswelt erfolgreich zu sein.

In der großen Differenz der Wertesysteme und Wünsche der Generationen besteht ein besonders hohes Konfliktpotenzial, das zu Unstimmigkeiten am Arbeitsplatz führen kann (*Clash of Generations*). Eskaliert beispielsweise ein solcher Konflikt durch Nichtbeachtung von Werten und Bedürfnissen, führt dies bei der Generation Z möglicherweise zu Amotivation, respektlosem Verhalten, Illoyalität und Leistungsminderung bis hin zur Leistungsverweigerung.

---

[37] Vgl. Bundeszentrale für politische Bildung, Sinus-Jugendstudie 2020. Lebenswelten von Jugendlichen im Alter von 14 bis 17 Jahren in Deutschland, Bonn 2020.

[38] Vgl. Wunderlin, Motivationsmodell, 84–88; weiter: https://www.wiwo.de/erfolg/trends/exklusive-studie-welche-werte-der-gen-z-fuer-die-karriere-besonders-wichtig-sind/28978526.html [zuletzt abgerufen am 01.03.2024]; http://www.frankfurt-live.com/generation-z-karriere-mit-haltung-ist-wichtig-113647.html [zuletzt abgerufen am 01.03.2024].

Die Generation Z hat ein großes Potenzial aufgrund ihrer einzigartigen Eigenschaften und Fähigkeiten. Einige der wichtigsten Merkmale, die ihr Potenzial ausmachen, sind ihre

- Technologische Kompetenz: Die Generation Z ist mit Technologie aufgewachsen und verfügt über ausgeprägte digitale Fähigkeiten. Sie sind in der Lage, komplexe Technologien schnell zu erlernen und effektiv zu nutzen, was ihnen einen Vorteil in einer zunehmend digitalisierten Welt verschafft.
- Kreativität und Innovation: Mitglieder der Generation Z sind bekannt für ihre Kreativität und Innovationsfähigkeit. Sie denken oft außerhalb der Box, sind offen für neue Ideen und Ansätze und haben eine starke Neigung zur Problemlösung.
- Soziales Engagement: Die Generation Z zeigt ein starkes soziales Engagement und eine hohe Sensibilität für gesellschaftliche Themen wie Umweltschutz, Gleichberechtigung und soziale Gerechtigkeit. Sie setzen sich aktiv für Veränderungen ein und streben nach einer besseren Zukunft für alle.
- Flexibilität und Anpassungsfähigkeit: Aufgrund ihrer Erfahrung mit schnellen Veränderungen und Unsicherheiten in der Welt sind Mitglieder der Generation Z oft flexibel und anpassungsfähig. Sie können sich schnell neuen Situationen anpassen und innovative Lösungen finden.

Insgesamt liegt das explizite Potenzial der Generation Z in ihrer Fähigkeit, die Welt auf neue Weise zu sehen, innovative Lösungen zu entwickeln und positive Veränderungen voranzutreiben. Durch ihre technologische Kompetenz, Kreativität, soziales Engagement und Anpassungsfähigkeit haben sie das Potenzial, die Zukunft positiv zu gestalten und wichtige Herausforderungen anzugehen.[39]

Zu den wichtigsten Motivationsfaktoren der Generation Z gehören einzigartige Arbeitserfahrungen, die Handlungsfreiheiten, eine Feedbackkultur und Möglichkeiten zur Selbstverwirklichung beinhalten. Aber auch Spaß, Abwechslung und Herausforderungen werden hierunter gezählt. Die Generation Z möchte ihre Ideen einbringen können, agil und kreativ handlungsfähig sein und einen Sinn in ihrer Tätigkeit und Weiterentwicklung sehen können. Für eine ehrliche und fürsorgliche Förderung, die zum Erreichen der Karriereziele führt, ist die Generation Z ebenfalls offen. Soziale Werte und

---

[39] Vgl. https://www.gruender.de/hr-office/generation-z-staerken-und-schwaechen/ [zuletzt abgerufen am 01.03.2024].

ein positives Klima am Arbeitsplatz fördert die Hilfsbereitschaft und das Verbundenheitsgefühl und motiviert die Generation Z zusätzlich. Flexibles Arbeiten, eine gemeinschaftliche Leistungsbeurteilung und ein transparenter Informationsfluss garantieren die Agilität der Generation Z.[40] „Allgemein gilt für Unternehmen, den Wunsch nach einzigartigen Arbeitsbedingungen, bei denen die Generation Z intrinsisch motiviert arbeiten darf, um ihren Drang nach Selbstbestimmung, Mastery[41], Sinnerfüllung und Selbstverwirklichung entgegenzukommen. Damit kann sich eine langfristige Motivation, Zufriedenheit, Loyalität und Leistungsbereitschaft der Post-Millennials bilden."[42]

Zeit und Lebensqualität werden von den Angehörigen der Generation Z als Luxusgüter angesehen. Der Trend geht dahin, dass Menschen immer weniger arbeiten (wollen), aber mehr Freizeit benötigen (Downshifting).[43] Besonders Wohnen, Urbanität und ästhetische Befriedigung gewinnen in dieser Hinsicht an Bedeutung. Auch das Sicherheitsbewusstsein in Bezug auf transparente Märkte, Nachhaltigkeit, Klima- und Umweltthematiken steigt. „Dies sind unter anderem Gründe für die Hinwendung des individuellen Life-Styles zur Gemeinschaftsbewegung. Es entsteht eine Wir-Kultur, bei der das Gewicht von Diversität und die Auflösung der Geschlechterrollen an Bedeutung zunimmt. Konnektivität, soziale Netzwerke, Communities und kollektive Intelligenz, Kollaborationen und Kooperationen treten in den Vordergrund."[44]

Die Generation Z ist eine besonders vielschichtige Generation mit einer individualistischen, aber dennoch sehr sozial-gemeinschaftlichen Ausrichtung. Ihre Werte, Wünsche und Vorstellungen unterscheiden sich von denen der vorangegangenen Generationen (z. B. mit Blick auf Technologieaffinität, Vielfalt, Diversität und Inklusion, Umweltbewusstsein, Work-Life-Balance und Sinnerfüllung etc.), weswegen es für Unternehmen zunehmend essenzieller wird, Kommunikationswege und Motivationsmaßnahmen umzusetzen, die ihre MitarbeiterInnen erreichen und begeistern. Es bedarf eines hoch qualifizierten Personals, das innerlich angetrieben motiviert kreative

[40] Vgl. Abbildungen 11 und 12, in: Wunderlin, Motivationsmodell, 95 ff.
[41] Vgl. Anm. 32.
[42] Ebd., 146.
[43] Vgl. https://utopia.de/ratgeber/downshifting-mehr-leben-weniger-beruf_465022/ [zuletzt abgerufen am 27.02.2024].
[44] Wunderlin, Motivationsmodell, 147.

Arbeit leistet. Die Generation Z ist arbeitswillig und möchte angesprochen und herausgefordert werden, über sich hinauszuwachsen.

IV. Blick über den Tellerrand – interkulturelle Perspektiven

„Alles in Harmonie?"

Navigieren durch die Generationen X, Y, Z an der Schnittstelle von Performance und Work-Life-Balance

Clemens Brandstetter

Liebe Leserin, lieber Leser, willkommen in der „Achterbahn des Lebens", in der sich der Nervenkitzel der Generation X, Y und Z zwischen den Hochgeschwindigkeitsschleifen des Leistungsdenkens und dem empfindlichen Gleichgewicht der Work-Life-Balance entfaltet. Heute begeben wir uns hier und jetzt auf eine Reise, um die Chancen und Risiken zu erkunden, die mit den ändernden Lebensplänen verschiedener Generationen und der sich wandelnden Beschäftigungsbedingungen verbunden sind.

1. Ein Blick von unterschiedlichen Ufern – Disziplinen im reflexiven Diskurs

Beginnen wir unser Abenteuer mit einer psychologischen Perspektive. Stellen Sie sich Folgendes vor: Die Generationen X, Y und Z ähneln einem Kaleidoskop von Wünschen, Träumen und Ängsten. Psychologen gehen davon aus, dass das Verständnis und die Auseinandersetzung mit diesen komplexen Mustern von entscheidender Bedeutung sind, um das wahre Potenzial dieser verschiedenen Generationen zu erschließen.

Fragen wir die Philosophen in dem Strudel der Komplexität des Themas und offenen Fragen eröffnet sich ein ganz anderer Blick. Existenzialistische Denker vertreten die Auffassung, dass die Suche nach Sinn den Kern der menschlichen Existenz ausmacht. Während unsere jüngeren Altersgenossen die wechselnden Gezeiten von Arbeit und Privatleben bewältigen, wird die Suche nach dem Sinn wichtiger denn je. Wie können wir das Streben nach Leidenschaft mit den Anforderungen des „9-to-5"-Tagesablaufs in Einklang bringen?

Die Soziologie, unser treuer Wegweiser durch das Labyrinth der gesellschaftlichen Dynamik, weist auf die Verflechtung der Generationen wiederum hin. Die Überbrückung der Kluft zwischen erfahrenen Fachleuten und „Neulingen" erfordert eine Mischung / Ausbalancieren aus Erfahrung und Innovation. Wie können wir in dieser Sinfonie der Zusammenarbeit sicherstellen, dass die „Weisheit der Vergangenheit“ mit den Beats der Zukunft harmoniert?

Stellen Sie sich nun vor, ein Stand-up-Comedian käme nun zu unserem reflektiven Dialog hinzu. Wahrscheinlich würde er einen Witz über die Absurdität des Unternehmensjargons oder die ewige Suche nach der perfekten Work-Life-Balance reißen. Lachen ist schließlich die beste Medizin, wenn man einmal nicht weiter weiß.

Werfen wir also einen Blick in die Kristallkugel der Futuristen. Die sich ständig weiterentwickelnde Technologie- und Automatisierungslandschaft birgt sowohl Chancen als auch Risiken. Wie bereiten wir die jüngeren Generationen auf Jobs vor, die es noch gar nicht gibt? Können wir die digitalen Grenzen überwinden und dabei unsere Menschlichkeit bewahren?

Und was sagt uns die Businesswelt, um die sich „alles“ dreht? In der Geschäftswelt überschattet das Gewinnstreben oft die Bedeutung einer ganzheitlichen Personalentwicklung. [...] auch wenn nahzu alle Führungskräfte wissen, dass sich Investitionen in das Wohlbefinden und die Entwicklung der Mitarbeiter in Form von Innovation und Loyalität auszahlen. Wie können wir somit Arbeitsplätze schaffen, die nicht nur finanziell florieren, sondern auch ein Gefühl der Gemeinschaft und der persönlichen Erfüllung fördern?

Wenn wir über diese Fragen nachdenken, entfaltet sich vor uns ein Spektrum von Möglichkeiten. Im Großen und Ganzen mögen uns die Antworten noch fehlen, aber die Reise ist der Ort, an dem die Magie geschieht. Begeben wir uns also gemeinsam auf dieses Abenteuer, bewaffnet mit Neugierde, Einfühlungsvermögen und vielleicht einer guten Prise Spaß, damit wir nicht alles zu ernst und schwer nehmen im Rahmen der „großen Transformation“, in der wir uns befinden. Schließlich sind die Generationen X, Y und Z nicht nur Etiketten, sondern ein jeweils neues Kapitel in der sich ständig weiterentwickelnden Geschichte unseres Menschseins.

2. Ein Blick über den Tellerrand – Internationale Perspektive

Wenn wir uns, um unseren Blick zu weiten, auf die internationale Bühne wagen, wollen wir die kulturellen Dimensionen von Europa über die USA bis nach Asien erkunden. In Europa ist die Bühne mit einer Mischung aus Tradition und Innovation bereitet. In Ländern wie Deutschland wird die Vereinbarkeit von Beruf und Privatleben groß geschrieben und das Konzept des „Feierabends“ begrüßt. Die kulturellen Nuancen sind jedoch unterschiedlich, und die Herausforderung besteht darin, diese verschiedenen Perspektiven in Einklang zu bringen.

Überqueren wir den Atlantik und reisen wir in das Land der unbegrenzten Möglichkeiten – in die USA. Der amerikanische Traum ist oft mit einer hohen Arbeitsmoral verbunden, doch das Streben nach Glück geht über den oftmals harten Arbeitsalltag („hard work“) hinaus. Das Gleichgewicht zwischen amerikanischer „Betriebsamkeit und geschäftig sein“ und einem ganzheitlichen Ansatz für das Wohlbefinden der Mitarbeiter ist die größte Herausforderung auf dieser Seite des Teichs.

Zu guter Letzt landen wir in der pulsierenden Welt Asiens. Hier legen die kulturellen Werte oft den Schwerpunkt auf kollektives Wohlbefinden und Harmonie. Die Herausforderung besteht darin, die Kluft zwischen den kollektiven und den individuellen Bedürfnissen zu überbrücken und eine Atmosphäre zu schaffen, in der persönliches Wachstum und berufliche Entwicklung nahtlos ineinander übergehen.

Der Status quo? Nun, es ist ein bisschen so, wie wenn ein vielfältiges Orchester seine Instrumente vor einem großen Auftritt stimmt. Jedes Land hat seine Instrumente – seine kulturellen Nuancen – und die Herausforderung besteht darin, diese Sinfonie harmonisch zu dirigieren, sofern wir uns in einer internationalen oder globalen Organisation befinden. Insofern kommen bei unserem Thema nicht nur unterschiedliche Generationen aufs Parkett, sondern auch ihre jeweils kulturellen Prägungen bzw. länderspezifische Gegebenheiten des „Way of Working“. Eine wahrlich und immer fortwährende Herausforderung für die Kommunikation und Zusammenarbeit.

Wie beantworten wir diese Fragen? Die Antwort, liebe Leserin, lieber Leser, liegt in einer globalen Denkweise, gepaart mit lokaler Sensibilität. Es geht darum zu verstehen, dass das Streben nach Leistung und Work-Life-Balance kein Nullsummenspiel ist. Es geht darum, Arbeitsplätze zu schaffen, an denen Flexibilität nicht nur ein Schlagwort, sondern gelebte Realität ist.

In diesem großartigen Stück – wenn wir bei dem Bild der Symphonie für diesen Augenblick weiter bleiben – übernehmen Führungskräfte die Rolle von Dirigenten und inszenieren eine harmonische Symphonie am Arbeitsplatz. HR-Experten stehen als Drehbuchautoren im Mittelpunkt und erarbeiten Erzählungen, die bei den vielfältigen Charakteren Anklang finden. Mitarbeiter, nun ja, sie sind die Stars, jeder mit seinem eigenen, einzigartigen Drehbuch, um zur kollektiven Handlung beizutragen.

Lassen Sie uns also unsere Reise mit einem Augenzwinkern und dem Verständnis antreten, dass die Herausforderungen, vor denen wir stehen, nicht unüberwindbar sind. Während wir uns durch die Komplexität der Generationen X, Y und Z bewegen, mögen unsere Arbeitsplätze nicht nur Bühnen, sondern Zufluchtsorte des Wachstums, der Erfüllung und einer guten Portion Lachen sein. Denn die besten Leistungen erbringt oft derjenige, der Freude an der Kunst des Balancierens hat.

3. Ein Blick von Außen – Organisations-Architekten und ihre Arbeit

Begleiten Sie mich im nächsten Schritt auf unserer spielerischen Gedankenreise nunmehr, während wir die oben so beschriebene dynamische Landschaft aus der Perspektive eines Business Coaches, eines Organisationsdesigners und eines Kulturvermittlers erkunden; also in die Rolle von Profis der Organisations-Architekten wechseln.

3.1 Business-Coach-Perspektive

Stellen Sie sich vor, Sie wären der Trainer eines vielfältigen Teams, in dem die erfahrenen Generationen der Generation X, die ehrgeizigen Generationen der Generation Y und die dynamischen Generationen der Generation Z in ihrer spannungsgeladenen Unterschiedlichkeit zusammenkommen. Wie treffen wir die richtigen Akzente, um ihr Leistungsdenken in Einklang zu bringen und gleichzeitig die Work-Life-Balance im Einklang zu halten? Es ist, als würde man eine Fußballmannschaft mit Spielern unterschiedlicher Spielstile trainieren – man braucht eine Strategie, die das Beste aus jedem Einzelnen herausholt.

Die Möglichkeiten sind grenzenlos. Als Trainer sehe ich die Chance, die einzigartigen Stärken jeder Generation zu nutzen. Die Generation X bringt Erfahrung, die Generation Y Innovation und die Generation Z technikaffine Begeisterung. Das Risiko? Den Ball in der Kommunikation und damit den Spielfaden / -rythmus zu verlieren. Klare Kommunikationsstrategien werden zu unserem Leitfaden, um sicherzustellen, dass alle auf dem gleichen Stand sind und auf das Ziel des gegenseitigen Verständnisses hinarbeiten.

3.2 Perspektive des Organisationsdesigners

Stellen Sie sich nun vor, Sie wären ein Organisationsdesigner, der Architekt einer „Arbeitsplatz-Utopie“ (Anm: wie schön wäre das). Wie können wir einen Raum gestalten, der den steigenden Anforderungen gerecht wird, die verschiedenen Arbeitsbedingungen konsolidiert und vereint und sich an die sich ändernden Lebensentwürfe der jüngeren Arbeitskräfte anpasst? Es ist, als würde man ein Gebäude bauen, das einem Sturm standhält und über flexible Räume verfügt, die sich an die Bedürfnisse jedes einzelnen Bewohners anpassen.

In der Entwurfsphase gibt es viele Möglichkeiten. Flexible Arbeitsbereiche, Remote-Optionen und unterstützende Richtlinien werden zu unseren Bausteinen. Das Risiko liegt jedoch in einer starren Struktur, die unter der Last der Inflexibilität zusammenbricht. Der Entwurf muss den sich ändernden Bedürfnissen Rechnung tragen und eine Grundlage bieten, die den seismischen Veränderungen des modernen Lebens standhält.

3.3 Perspektive des Kulturvermittlers

Und jetzt schlüpfen Sie in die Rolle eines Kulturvermittlers, des Meisters der Harmonie am Arbeitsplatz. Wie können wir eine Kultur der ganzheitlichen Personalentwicklung fördern, die Mitarbeiter einfühlsam durch veränderte Lebenssituationen führt? Stellen Sie sich vor, Sie leiten ein Orchester, bei dem jedes Instrument eine entscheidende Rolle spielt und der Dirigent das Tempo für eine harmonische Melodie vorgibt.

Wenn wir eine Kultur annehmen, die kontinuierliches Lernen, Anpassungsfähigkeit und Wohlbefinden schätzt, eröffnen sich uns Chancen. Aber hüten Sie sich vor den widersprüchlichen Tönen des Widerstands gegen Veränderungen. Das Risiko besteht darin, an veralteten Normen festzuhalten und die Kreativität und das Potenzial unseres generationenübergreifenden Ensembles zu unterdrücken.

Also, was ist das große Finale, fragen Sie? Die Antwort ist ein buntes Mosaik, das aus Fäden der Kommunikation, Flexibilität und Anpassungsfähigkeit gestaltet ist. Es geht darum, ein Umfeld zu schaffen, in dem Generationen wie Musiker in einer Jazzband zusammenarbeiten – jeder spielt seine einzigartige Melodie und schafft so ein Meisterwerk, das Generationengrenzen überschreitet.

4. Ein Blick in die Glaskugel – Zukunfts-Szenarien

Aber was bringt die Zukunft? Wie kann das in der Breite funktionieren? Und: Wie kann der Übergang gelingen? Lassen Sie uns wieder in die Rolle des Zukunftsforschers schlüpfen und eine Leinwand voller Möglichkeiten malen. Stellen Sie sich vor, dass die Generation Z die Verantwortung in der Wirtschaft übernimmt und die großen Tanker (Anm. gemeint sind z. B. etablierte Großkonzerne) nach ihren Präferenzen für die Work-Life-Balance steuert. Es ist, als würde man einer neuen Besetzung in einer TV-Blockerbuster Serie der Fortsetzung zusehen – unvorhersehbar, aufregend und möglicherweise revolutionär.

Szenario 1: Die flexible Utopie. Die Generation Z ist führend bei der Neudefinition des Arbeitsumfelds. Remote-Arbeit wird zur Norm, Büros werden zu Zentren der Zusammenarbeit. Work-Life-Balance ist nicht nur ein Schlagwort, sondern gelebte Realität, und eine viertägige Arbeitswoche erfreut sich immer größerer Beliebtheit. Die Generation Z legt tendenziell Wert auf Vielfalt und Inklusion. Unternehmen, die von dieser Generation geführt werden, könnten einen stärkeren Schwerpunkt auf die Schaffung integrativer Umgebungen, die Förderung von Vielfalt und die Förderung gleicher Chancen für alle Mitarbeiter legen. Der Impact? Erhöhte Arbeitszufriedenheit, gesteigerte Kreativität und eine deutliche Reduzierung stressbedingter Probleme.

Szenario 2: Das technikgesteuerte Paradies. Die Generation Z, die mit Technologie als Begleiter aufwächst, läutet eine neue Ära der Automatisierung und künstlichen Intelligenz ein. Alltägliche Aufgaben werden an Maschinen, Bots & Co. delegiert, wodurch Humankapital für kreativere und erfüllendere Aufgaben frei wird. Die Generation Z, die in einem hochdigitalen Zeitalter aufgewachsen ist, könnte auch eine neue Perspektive und innovative Lösungen an den Arbeitsplatz bringen. Durch den Einsatz fortschrittlicher Technologien können sie Unternehmen bei der Einführung modernster Tools und Strategien unterstützen. Der Impact? Ein Innovationsschub, eine Neudefinition der beruflichen Rollen und ein bahnbrechender Wandel in der traditionellen Arbeitslandschaft.

Szenario 3: Die zweckorientierte Renaissance. Die Generation Z legt großen Wert auf zielorientierte Arbeit und drängt Unternehmen dazu, neben Gewinnen auch soziale und ökologische Auswirkungen in den Vordergrund zu stellen. Unternehmen werden zu Katalysatoren für positive Veränderungen, und die Belegschaft schließt sich Organisationen an, die ihre Werte teilen. Der Impact? Eine harmonische Mischung aus Gewinn und Zweck, die eine nachhaltige und erfüllende Zukunft schafft.

Zu viel Sozialromantik? Wünschen Sie sich eher die Fortsetzung unserer TV-Serie mit einem Desaster als Ausgang? Dann lassen Sie uns ein erneutes Mal die Perspektive wechseln.

5. Work-Life-Balance „auf dem heißen Stuhl"

Während das Narrativ zur Work-Life-Balance im Allgemeinen positiv ist, gibt es auch Argumente potenzieller Nachteile oder Herausforderungen, die bei der Umsetzung berücksichtigt werden müssen, wobei anzuerkennen ist, dass der ideale Ansatz je nach Branche, Rolle und individuellen Vorlieben variieren kann.

1. Vermindertes Arbeitsengagement: Im Gegensatz zum positiven Narrativ argumentieren einige, dass ein übermäßiger Fokus auf die Work-Life-Balance zu einem verminderten Arbeitsengagement führen könnte. Eine Überbetonung der persönlichen Zeit kann zu einem geringeren Engagement für Arbeitsaufgaben und Projekte führen.

2. Produktivitätsbedenken: Kritiker weisen darauf hin, dass eine strikte Einhaltung der Work-Life-Balance möglicherweise die Produktivität beeinträchtigen könnte. In einigen Fällen kann ein flexibler Arbeitsplan zu Herausforderungen bei der Aufrechterhaltung eines konsistenten Arbeitsablaufs und der Einhaltung enger Fristen führen.

3. Auswirkungen auf die berufliche Entwicklung: Einige argumentieren auch, dass die Priorisierung der Work-Life-Balance in den frühen Phasen der Karriere die berufliche Entwicklung behindern könnte. Der Wettbewerbscharakter bestimmter Branchen erfordert möglicherweise besonderes Engagement und lange Arbeitszeiten, um die Karriereleiter zu erklimmen.

4. Auswirkungen auf das Unternehmertum: Unternehmerische Vorhaben erfordern oft viel Zeit und Mühe, insbesondere in der Startphase. Kritiker argumentieren, dass eine starke Betonung der Work-Life-Balance Einzelpersonen davon abhalten könnte, Unternehmertum zu betreiben oder das Wachstum ihrer Unternehmungen behindern könnte.

5. Ungleichheit und Ausgrenzung: Es bestehen ebenso Bedenken, dass strenge Richtlinien zur Vereinbarkeit von Beruf und Privatleben unbeabsichtigt zu Ungleichheit führen könnten, insbesondere wenn sie nicht auf allen Ebenen einer Organisation einheitlich umgesetzt werden. Einige argumentieren, dass bestimmte Rollen oder Mitarbeiter bei der Einhaltung solcher Richtlinien vor Herausforderungen stehen könnten, was zu potenziellem Ausschluss oder Voreingenommenheit führen könnte.

Darüber hinaus bestehen diverse Herausforderungen des Work-Life-Balance-Dilemmas.

Generationenkonflikt: Heutige Erwartungen vs. traditionelle Strukturen: Der Konflikt zwischen den Arbeitslebenserwartungen neuerer Generationen und den oft starren Strukturen traditioneller Arbeitsplätze stellt eine große Herausforderung dar. Junge Berufstätige legen zunehmend Wert auf Flexibilität, während einige Unternehmen Schwierigkeiten haben, sich anzupassen, was möglicherweise zu Konflikten bei der Belegschaft führt.

Burnout-Kultur: Endlose Konnektivität – Das Aufkommen der Technologie hat einen Arbeitsplatz geschaffen, an dem Mitarbeiter ständig verbunden sind und die Grenzen zwischen Berufs- und Privatleben verwischen. Die Erwartung, rund um die Uhr erreichbar zu sein, trägt zur Burnout-Kultur bei und wirkt sich negativ auf das psychische Wohlbefinden der Mitarbeiter aus.

Herausforderungen bei Home-Office: Der durch globale Ereignisse der Corona-Krise beschleunigte Aufstieg der Tele-Arbeit, Home-Office hat neben den Vorteilen der größeren Flexibilität auch zu Isolationsgefühlen, fehlenden Grenzen und Schwierigkeiten bei der Unterscheidung zwischen Arbeit und Privatleben geführt.

Veränderung der Unternehmenskultur: Die Anpassung an diese Werte kann in einigen traditionellen Unternehmensumgebungen einen kulturellen Wandel erfordern. Unternehmen müssen offen dafür sein, Arbeitsplatznormen neu zu definieren und flexible Richtlinien einzuführen.

Produktivität und Wohlbefinden in Einklang bringen: Es ist von entscheidender Bedeutung, das richtige Gleichgewicht zwischen der Aufrechterhaltung der Produktivität und der Gewährleistung des Wohlbefindens der Mitarbeiter zu finden. Es erfordert durchdachte Richtlinien und Praktiken, die auf die sich verändernden Erwartungen der Belegschaft abgestimmt sind.

6. Der Versuch einer Bewertung – ein erstes Zwischenfazit aus heutiger Sicht

Liebe Leserin, lieber Leser, wohin hat uns nun die Reise der Perspektiv- und Rollenwechsel geführt? Was lässt sich für den Augenblick festhalten?

Die Werte der Generation Z, einschließlich der starken Betonung der Work-Life-Balance, stehen nicht unbedingt im Widerspruch zur Unternehmenswelt. Stattdessen signalisieren sie eine Verschiebung der Prioritäten, die zu einer neuen Arbeitsweise führen und möglicherweise zur Lösung gesellschaftlicher und wirtschaftlicher Herausforderungen beitragen kann.

Zugleich, bilden wir uns nichts ein, ist es erstmalig (oder zumindest seit langer Zeit wieder) zu einem Wechsel der Machtverhältnisse am Arbeitsmarkt gekommen. Es ist ein Nachfragemarkt entstanden. Dies betrifft die Generation Z mit ihren Anforderungen und Erwartungen an Work-Life-Balance aber auch andere Generationen, die ihre ganz eigenen Wertvorstellungen haben und ebenso nach einem guten Leben und würdevoller und sinnstiftender Arbeit suchen. Bei Fachkräftemangel & Co. hilft daher kein Jammern und Zurückwünschen der „guten alten Zeiten" aus Arbeitgebersicht, sondern nur der Blick nach vorne und das Nutzen der sich neu ergebenden Chancen unter veränderten Rahmenbedingungen. Hervorzuheben sind dabei nochmals insbesondere:

1. Innovation und Kreativität: Der Fokus der Generation Z auf Work-Life-Balance kann ein gesünderes und nachhaltigeres Arbeitsumfeld fördern. Durch die Priorisierung des Wohlbefindens können Mitarbeiter bei der Problemlösung kreativer, innovativer und belastbarer sein.

2. Engagement und Produktivität der Mitarbeiter: Ein Arbeitsplatz, der Wert auf Work-Life-Balance legt, weist tendenziell eine höhere Mitarbeiterzufriedenheit, ein höheres Engagement und eine höhere Produktivität auf. Diese positive Atmosphäre kann zu besseren Leistungen führen und zur Bewältigung wirtschaftlicher Herausforderungen beitragen.

3. Anziehung und Bindung von Talenten: Unternehmen, die sich diese Werte zu eigen machen, werden wahrscheinlich Top-Talente anziehen und halten. Eine zufriedene und engagierte Belegschaft kann zu langfristigem Erfolg und Stabilität führen und Probleme im Zusammenhang mit Talentmangel und Fluktuation angehen.

4. Ganzheitliche Ansätze zur Problemlösung: Eine Belegschaft, die Wert auf Work-Life-Balance legt, kann die Problemlösung aus einer ganzheitlicheren Perspektive angehen und dabei die umfassenderen Auswirkungen auf Gesellschaft und Umwelt berücksichtigen.

5. Größere soziale Verantwortung: Unternehmen, die von den Werten der Generation Z beeinflusst werden, legen möglicherweise einen größeren Wert auf soziale Verantwortung und tragen durch Philanthropie, Nachhaltigkeitsinitiativen und ethische Geschäftspraktiken zur Lösung gesellschaftlicher Herausforderungen bei.

6. Kollaborative und integrative Arbeitsumgebungen: Die Generation Z legt tendenziell Wert auf Zusammenarbeit und Inklusivität. Dies kann dazu führen, dass vielfältige Teams zusammenarbeiten, um umfassende Lösungen für komplexe Probleme zu finden und dabei unterschiedliche Perspektiven zu nutzen.

Wie in den möglichen Zukunftsentwürfen oben angesprochen bietet uns auch die neue Generation Z das Potenzial für eine bessere Zukunft. Wenn die Unternehmenswelt die Werte der Generation Z annimmt und integriert, hat sie das Potenzial auf individueller wie auch auf Unternehmens- und gesellschaftlicher Ebene mehr lebensdienliche Ökonomie näher zu bringen.

Um die Work-Life-Gleichung in der Geschäftswelt in Einklang zu bringen, ist eine feine Mischung aus Anpassungsfähigkeit und Empathie erforderlich. Auch wenn die Herausforderungen bestehen bleiben, gibt es zahlreiche Möglichkeiten, einen Arbeitsplatz zu schaffen, der das Potenzial der neuen Generation anzieht, hält und maximiert. Durch die Umsetzung strategischer Richtlinien, die Förderung von Flexibilität und die Förderung einer Kultur des Wohlbefindens können Unternehmen dieses empfindliche Gleichgewicht ermöglichen und ein Umfeld schaffen, in dem sowohl Einzelpersonen als auch Organisationen gedeihen.

Zusammenfassend lässt sich sagen, dass zwar die Herausforderungen die Werte der Generation Z mit traditionellen Unternehmensstrukturen in Einklang zu bringen uns vielfach an unsere Grenzen führen – persönlich wie als Organisation, ihre Betonung der Work-Life-Balance könnte jedoch zugleich ein zentraler Katalysator für positive Veränderungen sein. Es hat das Potenzial, eine nachhaltigere, innovativere und sozial verantwortlichere Unternehmenswelt zu schaffen, die einige unserer dringendsten gesellschaftlichen und wirtschaftlichen Probleme angeht.

7. Simplify your Work-Life-Balance – eine nicht ganz ernst gemeinte Do's & Don'ts Liste

In der sich ständig weiterentwickelnden Arbeitslandschaft bringt das Zusammenleben der Generationen X, Y und Z wie ausgeführt ein Mosaik aus Chancen und Herausforderungen mit sich. Das empfindliche Gleichgewicht zwischen Leistungsdenken und Work-Life-Balance erfordert daher einen differenzierten Ansatz von Führungskräften, HR-Experten und Mitarbeitern gleichermaßen. Dem Wunsch auch im heutigen Management-Dasein nach einfachen „Koch- oder Patentrezepten" folgend (oftmals auch „best practices" genannt, die es für komplexe Sachverhalte und Probleme per definitionem nicht gibt – Anm. d. Autors) abschließend die zehn wichtigsten „Ge- und Verbote" für die zentralen Beteiligten und Gestalter unserer Arbeitswelt.

Ihr Zusammenspiel ist es, dass die erfolgreiche Bewältigung des komplizierten Tanzes zwischen Leistungsdenken und Work-Life-Balance als eine gemeinsame Anstrengung von Führungskräften, HR-Experten und Mitarbeitern erfordert. Durch die Akzeptanz von Vielfalt, die Förderung der Kommunikation und die kontinuierliche Weiterentwicklung können Unternehmen Umgebungen schaffen, die den unterschiedlichen Bedürfnissen der Generationen X, Y und Z gerecht werden. Der Arbeitsplatz der Zukunft ist kein Schlachtfeld widersprüchlicher Ideale. Vielmehr ist es ein lebendiger Organismus, in dem jede Generation zu einer harmonischen und produktiven Symphonie des Erfolgs beiträgt.

7.1 Führungskräfte: Umgang mit den Generationen X, Y und Z

Do's:

Vielfalt annehmen: Führungskräfte sollten die Vielfalt der Gedanken, Arbeitsstile und Erwartungen, die jede Generation mitbringt, erkennen und schätzen. Es geht darum, ein integratives Umfeld, in dem unterschiedliche Perspektiven geschätzt werden, zu fördern.

Flexible Führung: Führungskräfte müssen anerkennen, nicht „ihren Stiefel", „ihren Style" durchzuziehen, sondern die Notwendigkeit anpassungsfähiger Führungsstile. So ist der Führungsansatz an die Vorlieben jeder Generation spezifisch anzupassen.

Kontinuierliches Lernen: Als Vorgesetzter sind fortlaufend Lernmöglichkeiten für das eigene Team zu schaffen. Es ist in Schulungsprogramme zu investieren, die den Kompetenzentwicklungsbedürfnissen aller Generationen gerecht werden. Dies wertet nicht nur das Team auf, sondern fördert auch eine Kultur des Wachstums und der Entwicklung.

Feedbackkultur: Als Führungskraft ist eine Kultur der offenen Kommunikation und des konstruktiven Feedbacks zu entwickeln. Es ist dabei wichtig, regelmäßig mit Mitarbeitern aller Generationen im Austausch zu sein und deren Wünsche und Anliegen zu verstehen.

Technologieintegration: Neue Technologien sind proaktiv aufzugreifen und in den Arbeitsalltag zu integrieren. Insbesondere die Generation Z gedeiht in digital fortschrittlichen Umgebungen. Indem Führungskräfte technologisch relevant bleiben, können sie einen Arbeitsplatz schaffen, der bei den jüngeren Generationen Anklang findet.

Don'ts:

Stereotypisierung: Es ist zu vermeiden, in die Falle generationsübergreifender Stereotypen zu tappen. Auch wenn bestimmte Merkmale einer Generation zuzuordnen sind, ist jedes Individuum einzigartig. Mitarbeiter sind als Individuen mit eigenen Stärken und Schwächen zu behandeln.

Starre Richtlinien: Unflexible Richtlinien sind zu vermeiden, die die Vereinbarkeit von Beruf und Privatleben beeinträchtigen könnten. Vielmehr sind flexible Arbeitszeiten, Remote-Arbeitsoptionen und rücksichtsvolle Urlaubsrichtlinien anzubieten, um den unterschiedlichen Lebensphasen und Vorlieben der Mitarbeiter gerecht zu werden.

Das Wohlbefinden der Mitarbeiter ignorieren: Die Vernachlässigung des Wohlbefindens der Mitarbeiter kann generationsübergreifend zu Burnout führen. Initiativen zur psychischen Gesundheit, Gesundheitsprogramme und Strategien zur Stressreduzierung sind zu priorisieren, um ein gesundes Arbeitsumfeld zu fördern.

Mangelnde Anerkennung: Wertschätzung ist zentral und braucht und wünscht sich jeder. Umso mehr ist sicherzustellen, dass Anerkennung „gerecht verteilt" wird. Erfolge und wichtige Meilensteine sind unabhängig von der Generation anzuerkennen und zu wertschätzen, um Motivation, Leistungskultur und Teamgeist zu stärken.

Widerstand gegen Veränderungen: Führungskräfte müssen gleichermaßen widerstehen sich der Notwendigkeit von Veränderungen zu widersetzen. Vielmehr müssen sie gegenüber Innovationen offen sein und selber agil bleiben, sich auf „neue Experimente" einlassen.

7.2 HR-Experten: Organisationen und Kulturen gestalten

Do's:

Generationenschulung: Grundvoraussetzung sind Schulungsprogramme, die Mitarbeiter und Führungskräfte über Generationenunterschiede aufklären. Empathie und Verständnis sind zu fördern, um die Zusammenarbeit zu verbessern.

Flexible Richtlinien: Richtlinien sind dahingehend zu überarbeiten, um den neuen unterschiedlichen Bedürfnissen gerecht zu werden. Flexible Arbeitspläne, Remote-Arbeitsoptionen und familienfreundliche Richtlinien sind zu implementieren, um ein unterstützendes Arbeitsumfeld zu schaffen.

Inklusivleistungen: HR-Experten müssen darüber hinaus Leistungspakete definieren, die das breite Spektrum an Bedürfnissen der unterschiedlichen Generationen abdecken. Dies umfasst Optionen für die berufliche Weiterentwicklung, die Unterstützung der psychischen Gesundheit und familienbezogene Leistungen, um den unterschiedlichen Lebensphasen der Mitarbeiter gerecht zu werden.

Vielfalt und Inklusion: Ganz oben auf der HR-Agenda sollten auch Programme zur Diversität und Inklusion stehen. Im Mittelpunkt stehen dabei Initiativen, die das Zugehörigkeitsgefühl von Mitarbeitern aller Generationen aktiv fördern.

Nachfolgeplanung: Zu guter Letzt sind nach Nachfolgepläne auch unter dem spezifischen, „erweiterten Generationenblick" auszubauen, die die Fähigkeiten und Erfahrungen der verschiedenen Generationen berücksichtigen. Für einen reibungslosen Übergang von Führung und Fachwissen fängt man nicht an, wenn es um das Outplacement geht, sondern bereits beim Onboarding und während die Mitarbeiter ihre Karriere vorantreiben.

Don'ts:

Einheitlicher Ansatz: Wie auch in anderen Zusammenhängen gilt: „one size fits all" funktioniert nicht. Einheitliche Ansätze für Richtlinien und Programme „für alle" sind daher zu vermeiden. Die Individualität jeder Generation ist anzuerkennen und die Initiativen entsprechend anzupassen.

Feedback ignorieren: Das Vernachlässigen des Mitarbeiterfeedbacks kann bekanntermaßen zu mangelndem Engagement führen. Feedback ist daher systematisch und regelmäßig einzuholen. Allein das reicht aber noch nicht. HR-Experten müssen zusammen mit den Führungskräften auch konkret darauf reagieren – individuell wie auch grundsätzlich, um die Richtlinien und Praktiken der Organisation kontinuierlich zu verbessern.

Stagnierende Kulturen: HR Experten sollten vermeiden, bestehende (stagnierende) Unternehmenskulturen aufgrund „ihres Beharrungsvermögens" und interner systemischer Widerstände zu akzeptieren oder gar aufrechtzuerhalten. Vielmehr ist ein Umfeld zu schaffen, das Innovationen willkommen heißt sowie Inseln mit Freiräumen, so dass sich mit der Zeit die Organisation als Ganzes sukzessive weiterentwickeln kann.

Exklusive Kommunikationskanäle: Exklusive Kommunikationskanäle, die nur eine Generation ansprechen, sind zu vermeiden. Als HR-Experte sind hingegen verschiedene Kommunikationsmethoden zu nutzen, um sicherzustellen, dass die Informationen alle Mitarbeiter effektiv erreichen. Auch hier sind neue Wege einzuschlagen, die neue Technologien und Tools ermöglichen. Erfahrungsgemäß passt dies zu wenig und zu langsam.

Mentoring-Programme außer Acht lassen: Mentoring- und Paten-Programme waren mal „hipp", führen heute jedoch zum Teil eher wieder ein „Schatten-Dasein". Mentoring-Programme außer Acht zu lassen, kann den Wissenstransfer jedoch behindern und ist gerade im generationsübergreifenden Kontext von zentraler Bedeutung. Daher sind generationsübergreifende Mentoring-Initiativen einzurichten oder frühere Programme wieder zu reaktivieren, um Lernen und Entwicklung in dem gewünschten Sinne zu fördern.

7.3 Mitarbeiter: Leistungsdenken und Work-Life-Balance in Einklang bringen

Do's:

Klare Kommunikation: Jeder hat in dem „Tanz der Generationen" seine ganz eigene Verantwortung. Beim Mitarbeiter beginnt dies damit, die eigenen Bedürfnisse und Vorlieben klar zu kommunizieren. Vorgesetzten sind die Karriereziele, Erwartungen und die gewünschte Work-Life-Balance mitzuteilen, um das gegenseitige Verständnis zu fördern.

Anpassungsfähigkeit: Anpassungsfähigkeit am Arbeitsplatz gilt für jede Generation. Offenheit für neue Technologien, Methoden und kollaborative Ansätze, die möglicherweise von verschiedenen Generationen ausgehen, sind in jede Richtung einzufordern.

Kontinuierliches Lernen: Kontinuierliches Lernen und die Weiterentwicklung von Fähigkeiten ist zu priorisieren und in den Arbeitsalltag zu integrieren. „Keine Zeit" sind Ausreden. Es gilt im jeweils eigenen Bereich relevant zu bleiben und Engagement für Wachstum und Verbesserung zu zeigen.

Work-Life-Grenzen: Jeder Mitarbeiter (auch Führungskräfte; Anm: des Autors) muss lernen, klare Grenzen zwischen Arbeit und Privatleben zu setzen. Jeder muss hier für sich seine Balance herstellen, die den individuellen Bedürfnissen entspricht. Entscheidend ist dabei, dies klar zu kommunizieren und diese Grenzen auch im Alltag im Team zu setzen.

Feedback einholen: Feedback ist nicht nur eine Bringschuld, sondern auch eine Holschuld. Feedback von Kollegen und Vorgesetzten ist daher aktiv einzuholen. Da, wo dies noch nicht gelebte Kultur ist und Überwindung kostet, müssen Führungskräfte und HR-Experten die psychologische Sicherheit dafür schaffen. Nur so kann konstruktive Kritik als Instrument zur persönlichen und beruflichen Weiterentwicklung helfen.

Don'ts:

Widerstand gegen Veränderungen: Mitarbeiter selbst müssen sich, wie Führungskräfte auch sich offen gegenüber Veränderungen zeigen, „auch wenn es nicht schmeckt". Neue Technologien und Methoden, die idealerweise von verschiedenen Generationen eingeführt werden, sind zu nutzen.

Stilles Leiden: „Stilles Leiden" angesichts von Stress oder Burnout ist in jedem Falle zu vermeiden. Mitarbeiter sollten über ihre Herausforderungen sprechen und sich bei Bedarf Unterstützung suchen. Sei es bei Kollegen, HR-seitig oder auch bei der jeweiligen Führungskraft.

Isolation: Rückzug und Isolation aufgrund von Generationsunterschieden ist ebenfalls ein „No-Go". Im Gegenteil, es heißt aktiv mit Kollegen aus verschiedenen Altersgruppen zusammenzuarbeiten, um die Zusammenarbeit und das Verständnis zu fördern. So ist auch bewusst in Konflikte hineinzugehen.

Entwicklungschancen ignorieren: Auch wenn es heißt, die Komfortzone zu verlassen, das Vernachlässigen von Entwicklungsmöglichkeiten kann die Karriere und das eigene Wachstum behindern. Mitarbeiter sollten zu Schulungsprogrammen, Mentoring-Initiativen und anderen wachstumsorientierten Ressourcen, die von der Organisation bereitgestellt werden, ermutigt werden bzw. möglichst umfassend nutzen.

Fehlende Work-Life-Grenzen: So wie zu Inhalten und Umfang von Aufgaben und Übernahme von Verantwortung wo immer notwendig Grenzen zu setzen sind, so gilt es ebenso zu vermeiden, die Grenzen zwischen Arbeit und Privatleben in einem ungesunden Ausmaß zu verwischen. Mitarbeiter sollten klare Grenzen festlegen und diese einhalten, um einem Burnout vorzubeugen. Führungskräfte und HR-Verantwortliche wiederum sollten hier auch die Mitarbeiter darin bestärken.

Wertewandel und neue Ehe-Familienleitbilder der Generationen X, Y, Z anhand einer „nachhaltigen Familienpolitik"

Savio Vaz

„Work-Life-Balance" ist seit einigen Jahren schon ein wichtiges Forschungsthema verschiedener Disziplinen. Anfänglich war die Begriffsbezeichnung „Work-Life-Balance" als Vereinbarkeit mit dem Familienleben (Kinderbetreuung und Pflege von Angehörigen) und Beruf (Erwerbsarbeit) zu verstehen.[1] Von einem Randthema ist die Vereinbarkeitsthematik angesichts der demographischen Entwicklung, der alternden Gesellschaft und des Fachkräftemangels in den Mittelpunkt der politischen und wirtschaftlichen Diskussion gerückt. Gründe dafür sind heute einsichtiger. Nach wie vor sind es hauptsächlich Frauen, die infolge der Geburt von Kindern den Umfang der Gesamtarbeit anpassen.[2] Darüber hinaus, gehen mit der Gründung einer Familie ökonomische Belastungen einher, die durch Lebenshaltungskosten und Opportunitätskosten entstehen. Auch wenn Entscheidungen für Familie und Kinder zu den privaten Entscheidungen gerechnet werden, übernehmen Eltern mit der Erziehung ihrer Kinder Aufgaben, deren Erfüllung im Interesse des Staates als auch jedes Einzelnen gelegen ist.[3]

Diese historische Dichotomie von Familie und Erwerbssphäre steht zur Debatte.[4] Das Begriffspaar erweckt gleichzeitig den Eindruck, dass das private und familiale Leben vor den Anforderungen der Erwerbsarbeit geschützt werden sollte. Es geht um effizientes Zeitmanagement für ein erfülltes und gelungenes Ehe- und Familienleben. Der Beruf hat in den vergangenen Jahrzehnten vor dem Hintergrund der Krankheitsprävention infolge der Arbeitsatmosphäre enorm an Bedeutung gewonnen. Arbeitnehmer/in müssen

[1] Vgl. Bischofberger, Iren, Work & care. Der Weg zur Vereinbarkeitskompetenz: Erwerbstätigkeit und Angehörigenpflege kompetent vereinbaren, Bern 2023, 13–19; 49–51.

[2] Ochs, Eva, Beruf als Berufung? Die Work-Life-Balance bürgerlicher Männer im 19. Jahrhundert, St. Ingbert 2020.

[3] Vgl. Lampert, Heinz, Der gesellschaftliche und wirtschaftliche Wert der Familienarbeit, in: Jans, B.; Habisch, A.; Stutzer, E. (Hg.), Familienwissenschaftliche und familienpolitische Signale, Grafschaft 2000, 57–68.

[4] Vgl. Pfau-Effinger, Birgit, Kultur und Frauenerwerbstätigkeit in Europa.Theorie und Empirie des internationalen Vergleichs, Opladen 2000, 111–142.

stärker auf ein Gleichgewicht achten, sonst droht ihnen das Schicksal eines Extremjobbers: Diese Leistungsbringer durchleben „eine hohe zeitliche Belastung, eine ständige Verfügbarkeit, sowie fehlende klare Trennung von Privat- und Arbeitsleben. Bedingungsloser Einsatz im Job ohne Rücksicht auf körperliche und psychische Leistungsfähigkeit kann sehr zu Burnout, Herzinfarkt und/oder sozialer Vereinsamung führen."[5] Die Veränderungen in der Arbeitswelt und die Veränderungsprozesse durch die Vereinbarkeit von Beruf und Familie verursachen auch Konflikte, die man mit dem Kernkonzept „Work-Family-Conflict" bezeichnet. Wissenschaftliche Studien legen nahe, dass Belastungen und Beanspruchungen im Privat- und Berufsleben „neben physische Belastungen die tendenziell ansteigenden psychischen Belastungen, wie z. B. Arbeitsverdichtung und Zeit- und Leistungsdruck" führen.[6] Die Arbeitsbelastung wird zum Hindernis für familiäre Verpflichtungen. Bei manchen beruflich erfolgreichen Frauen gibt es den beruflichen Ausstieg wegen der Kinderversorgung und Mutterrolle.[7] Die Begriffsverwendung suggeriert eine strikte Trennung von Arbeit und Privatleben. Die Erwerbstätigkeit wird dabei als lästige Nebensache bei der Erziehung und Versorgung der Kinder betrachtet. Es stellt sich die Frage: Kann man wirklich zwischen Leben und Arbeit trennen?[8] Lassen sie sich beide gegeneinander abwägen, oder ist die Trennung der beiden Bereiche des Lebens überhaupt erstrebenswert?[9] Der vorliegende Artikel beschränkt sich aufs Vereinbarkeitsthema, das Geburtenverhalten, Ehe/Familie und Berufsleben der XYZ Generationen im Zusammenspiel mit einer nachhaltigen Familienpolitik. Der Beitrag endet mit einem Ausblick auf die Zukunft der Ehe und Familie.

---

[5] Kaiser, Stephan; Ringlstetter, Max Josef, Work-Life Balance. Erfolgversprechende Konzepte und Instrumente für Extremjobber, Heidelberg/Dordrecht/London/New York 2010, v.

[6] Mache, Stefanie; Harth, Volker, Vereinbarkeit von Berufs- und Privatleben im Wandel der Arbeitswelt, in: Zentralblatt für Arbeitsmedizin, Arbeitsschutz und Ergonomie, 67 (2017) 179–184, hier: 179.

[7] Belkin, Lisa, „The opt-out Revolution", in: New York Times Magazine, Oct. 26. 2003, 42–47.

[8] Schmid, Birgit, Work-Life Balance? Die strikte Trennung von Privatleben und Beruf ist eine Illusion. Manchmal macht das Durcheinander glücklich, in: Neue Züricher Zeitung, (online abrufbar unter: https://www.nzz.ch/feuilleton/work-life-balance-trennung-von-leben-und-arbeit-eine-illusion-ld.1729061 [zuletzt abgerufen am 01.03. 2024]).

[9] Vedder, Günther, Work-Life-Balance, in: Schinkel, Sebastian, [u. a.] (Hg.), Zeit im Lebensverlauf. Ein Glossar, Bielefeld 2020, 329–333.

1. Schrumpfende Gesellschaft und Work-Life-Balance

Die Gesellschaft leidet unter einer „Kultur der niedrigen Fertilität".[10] Die Babyboomer Generation gehört zu den „geburtenstarken Jahrgängen" der Nachkriegszeit. Das klassische Ehe- und Familienbild war die dominante Lebensform und im statistischen Durchschnitt brachte eine Frau 2,54 Kinder zur Welt.[11] Es gibt heute Millionen Frauen und Männer, die in der Altersgruppe zwischen 30–50 Jahren kein Kind haben. Viele Paare leben kinderlos. Hier muss zwischen einer gewollten Kinderlosigkeit und einer ungewollten unterschieden werden.[12] Die Förderung der Vereinbarkeit von Beruf und Familie sollte sinkenden Geburtenzahlen bzw. Kinderlosigkeit entgegenwirken, und die Versingelung der Gesellschaft hemmen. Das wichtige Anliegen der Politik, wie der Kirchen, ist es, die wirtschaftliche und soziale Lage der Familie spürbar zu verbessern.[13] Familienpolitische Investitionen des Staates zu Gunsten der Familien lassen sich somit auf mehreren Ebenen begründen u. a. verfassungsrechtlich.

2. Der verfassungsrechtliche Schutz von Ehe und Familie

Auch wenn die Ehe- und Familienverläufe heute in vielfältiger Weise fragil geworden sind, genießt die Ehe- und Familienform immer noch verfassungsrechtlichen Schutz. Sie ist eine Verantwortungs- und Wirtschaftsgemeinschaft. Das Grundgesetz schützt Ehe und Familie und das Familienrecht regelt verschiedene Aspekte dieser Institutionen. Der zentrale „Artikel" im Grundgesetz ist Artikel 6 § 1. „Ehe und Familie stehen unter dem besonderen Schutze der staatlichen Ordnung."

---

[10] Vgl. Beck-Gernsheim, Elisabeth, Die Kinderfrage heute – Über Frauenleben, Kinderwunsch und Geburtenrückgang, München 2006, 7–11, 15–23.

[11] Becker, Bernhard von, Babyboomer. Die Generation der vielen, Berlin 2014; Schwentker, Björn, Pillenknick? Kannst du knicken!, (online abrufbar unter:https://www.spiegel.de/wissenschaft/medizin/datenlese-pillenknick-nicht-verantwortlich-fuer-geburtenrueckgang-a-959087.html [zuletzt abgerufen am 01. 03. 2024]).

[12] Bundesministerium für Familie, Senioren, Frauen und Jugend, Kinderlose Frauen und Männer. Ungewollte und gewollte Kinderlosigkeit im Lebenslauf und Nutzung von Unterstützungsangeboten, Berlin 2014, 5–42.

[13] Gemeinsame Texte, Für eine Zukunft in Solidarität und Gerechtigkeit, Nr. 9, Bonn 1997, 11 f.

Der Absatz 1 des Artikels ist mehrdimensional angelegt. Außer des klassischen Abwehrrechts, d.h. Schutz der Ehe und Familie vor Ein- und Übergriffen von außen, erhält er eine Instituts- oder Einrichtungsgarantie, dass die staatliche Gemeinschaft das Leben in Ehe und Familie leben zu können, garantiert. Der Artikel gilt als wertentscheidende Grundsatznorm, was bedeutet, dass der Staat die höchste Verantwortung trägt, nicht nur Störungen und Schädigungen der beiden Institutionen durch ihn selbst oder durch dritte zu unterbinden, sondern darüber hinaus, sie durch geeignete Maßnahmen positiv zu fördern und alle Benachteiligungen zu meiden.[14]

3. Wissenschaftliche Familienberichte der Bundesregierung

Unter Familienpolitik versteht man „alle Maßnahmen, mit denen der Staat das Ziel verfolgt, das Wohlergehen von Familien positiv zu beeinflussen"[15]. Der Familienbericht der Bundesregierung ist eine seit 1968 vom Bundesfamilienministerium der Bundesregierung herausgegebene Serie von Berichten. Bis dato gab es neuen Familienberichte.[16] Sie sind Berichte über Familie und Familienleben und Teil der Sozialberichterstattung.[17] Das übergreifende Thema des jeweiligen Berichts bestimmt die Bundesregierung, welche auch dazu eine Kommission von Wissenschaftlern beruft. Die Aufgabe der Kommission besteht darin, den Bericht zu erstellen, der zum einen den wissenschaftlichen Erkenntnisstand darstellt und zum anderen

[14] Nesselrode, Friederike, Das Spannungsverhältnis zwischen Ehe und Familie in Artikel 6 des Grundgesetzes, Berlin 2019, 131–162; Tettinger, Peter J., Der grundgesetzliche gewährleistete besondere Schutz von Ehe und Familie, in: Ehe und Familie unter veränderten gesellschaftlichen Rahmenbedingungen, (Essener Gespräche zum Thema Staat und Kirche, Bd. 35), Münster 2001, 117–153.

[15] Rürup, Bert; Gruescu, Sandra, Nachhaltige Familienpolitik im Interesse einer aktiven Bevölkerungsentwicklung, Berlin 2003, 6.

[16] 1. Familienbericht: Die Lage der Familien in Deutschland (1968). 2. Familien und Sozialisation – Leistungen und Leistungsgrenzen hinsichtlich des Erziehungs- und Bildungsprozesses der jungen Generation (1974). 3. Lage der Familien in der Bundesrepublik Deutschland (1979). 4. Situation der älteren Menschen in der Familie (1985). 5. Familien und Familienpolitik im geeinten Deutschland – Zukunft des Humanvermögens (1994). 6. Familien ausländischer Herkunft in Deutschland – Leistungen – Belastungen – Herausforderungen (2000). 7. Familie zwischen Flexibilität und Verlässlichkeit – Perspektive für eine lebenslaufbezogene Familienpolitik (2006). 8. Zeit für Familie – Familienpolitik als Chance einer nachhaltigen Familienpolitik (2011). 9. Eltern sein in Deutschland – Ansprüche – Anforderungen – Angebote bei wachsender Vielfalt (2021).

[17] Erster Familienbericht, 1968, 7, 9.

praktische Empfehlungen bzw. Reformvorschläge an die Bundesregierung übermittelt.

Familienpolitik verfolgt verschiedene Ziele. Die letzten drei Familienberichte thematisieren neue Arbeitszeitmodelle für Menschen mit Fürsorgeverantwortung und die Arbeitszeitpolitik steht aktuell weit oben auf der politischen Agenda. Gesellschaftliche Megatrends wie der demographische Wandel, die fortschreitende Digitalisierung, der Wandel der Geschlechterrollen und Familienmuster bringen Veränderungen in der Arbeitswelt. Von einer „überforderte(n) Generation" sprechen die Soziologen Bertram und Deuflhard in ihrem Buch.[18] Heute ist es nicht mehr die Frage nach der Vereinbarkeit, ob sich Mutterschaft und Berufstätigkeit überhaupt vereinbaren lassen, sondern, wie sich für Mütter und Väter in Familien eine Berufstätigkeit mit der Erziehung der Kinder zeitlich vereinbaren lässt und was für Auswirkungen es auf das gesamte Leben als Familie hat.

Der neunte Familienbericht hat die Situation der Familien in Deutschland mit Fokus auf die rechtliche, soziale, institutionelle und innerfamiliale Rahmung von Elternschaft beleuchtet.[19] Der deutschen Familienpolitik wurde Paternalismus vorgeworfen. Dabei wird die Geschlechter-Ungleichheit zugunsten des Mannes fortgesetzt. Paternalismus habe auch die Vereinbarkeit von Familientätigkeit und Erwerbstätigkeit erschwert. Solche Schwierigkeiten haben u. a. auch zur niedrigen Fertilität beigetragen.[20]

4. Mütterliche Erwerbstätigkeit als familienpolitische Strategie

Einstellungen und Lebenssituationen vor allem von Frauen haben sich verändert. Seit dem 20. Jahrhundert hat sich kontinuierlich, aber mühselig, die mütterliche Erwerbstätigkeit zur kulturellen Selbstverständigkeit entwickelt.[21] Der Roman „Eine windige Affäre" von Amalie Fried analysiert eine typisch Vereinbarkeitsproblematik der Mütter als Karrierefrauen.[22] Es sind nicht nur mangelnde Kinderbe-

[18] Bertram, Hans; Deuflhard, Carolin, Die überforderte Generation. Arbeit und Familie in Wissensgesellschaft, Opladen, Berlin, Toronto 2015.

[19] Eltern sein in Deutschland. Ansprüche-Anforderungen-Angebote bei wachsender Vielfalt, 17. Mai 2021.

[20] Kaufmann, Franz-Xaver, Schrumpfende Gesellschaft. Vom Bevölkerungsrückgang und seinen Folgen, Frankfurt a. Main 2005,146–151.

[21] Bundesministerium für Familie, Senioren, Frauen und Jugend, Dossier Müttererwerbstätigkeit. Erwerbstätigkeit-Erwerbsumfang-Erwerbsvolumen, Berlin 2014.

[22] Fried, Amalie, Eine Windige Affäre, München 2011.

treuungseinrichtungen für beruflich tätige Mütter, sondern vielmehr Karrierenachteile wegen der Mutterrolle. Frauen waren immer neben der Familienarbeit in Erwerbsarbeit eingebunden.[23] Die Erfahrung des Mutterseins war traditionell, „Kinder zur Welt zu bringen und sie in täglicher Elternarbeit zu betreuen und erziehen [...] Auf der anderen Seite hat man gelernt: Die Partizipation am Erwerbsleben, das heißt, sich den Anforderungen des Berufes stellen zu können, im Sozialen Anerkennung und gesellschaftliche Integration zu erfahren – das ist für Frauen genauso wichtig wie für Männer"[24].

Es gibt Diskrepanzen zwischen Wunsch und Wirklichkeit. Viele junge Menschen wünschen sich eine Familie, um glücklich leben zu können. Es gäbe mehrere Lebensmodelle für verheiratete Frauen und Männer, wenn eine höhere Flexibilität innersystemisch bestünde: Das klassische Modell „Familie statt Beruf", „Familie und Beruf" oder „Familie als Beruf" muss aufgebrochen werden.[25] Bei der Möglichkeit einer Wahlfreiheit „Familie statt Beruf" müssen dann alle gesellschaftlichen, politischen oder wirtschaftlichen Nachteile für Frauen und Männer abgebaut werden, die sich für die Familienarbeit entscheiden.[26] Wenn wir theologisch ernsthaft über die Arbeit nachdenken, gibt es vom Schöpfungsauftrag her nicht nur Erwerbsarbeit. Die Arbeit in der Familie hat ihre eigene Würde und verdient Wertschätzung. „Von der Leistung derer, die Zeit und Kraft in die Familie investieren, hängt es ab, ob die Familie tatsächlich das ist, was sie eigentlich unverzichtbar für den einzelnen und für die Gesellschaft macht. Ob es ihr gelingt, ein Ort der ‚Menschwerdung' des einzelnen zu sein, ein Ort primärer personaler Entwicklung. Der Ort, an dem es möglich ist, das Leben zu lernen."[27] Familienpolitik als zentraler Bestandteil der Gesellschaftspolitik unterstütze das Zusammenleben

[23] Lauterbach, Wolfgang, Erwerbsmuster von Frauen. Entwicklungen und Veränderungen seit Beginn dieses Jahrhunderts, in: Mayer, Karl Ulrich; Allmendinger, Jutta; Huinink, Johannes (Hg.), Vom Regen in die Traufe. Frauen zwischen Beruf und Familie, Frankfurt 1991, 23–57.

[24] Jünemann, Elisabeth, „Und drinnen waltet die züchtige Hausfrau"? Frauen im Dilemma zwischen Familie und Beruf, in: Familienwissenschaftliche und familienpolitische Signale, 307–320, hier: 310.

[25] Ebd., 320.

[26] Vgl. Leipert, Christian (Hg.), Familie als Beruf. Arbeitsfeld der Zukunft, Opladen 2001, 7–10.

[27] Jünemann, Hausfrau, 316.

von Paaren, das Leben mit Kindern, erwerbstätige Mütter oder das Zusammenleben von Mehrgenerationen.[28]

5. Familienpolitik und Bevölkerungsentwicklung

Welche Ziele verfolgt die Familienpolitik? Ist eine höhere Geburtenrate ein erklärtes Ziel der Familienpolitik? Das demographische Ziel blieb lang politisch umstritten und tabuisiert.[29] Manchmal wird es explizit genannt (mehr Geburten), manchmal mit einem euphemistischen Ausdruck versehen (Kinderwünsche verwirklichen) oder gar nicht erwählt. Haben die familienpolitischen Maßnahmen Einfluss auf die Geburtenentwicklung?[30] Es wurde bisweilen bestritten, dass der Zweck der familienpolitischen Leistungen Geburten zu fördern war, „ganz im Gegenteil galt jede Form des ‚Pronatalismus' in Politik, Medien und auch der Sozialforschung als illegitim."[31] Der siebte Familienbericht erörtert sein erklärtes Ziel, „mehr Kinder in die Familien und mehr Familien in die Gesellschaft zu bringen."[32] Die Frage ist, inwiefern kann eine nachhaltige Familienpolitik individuale Präferenzen beeinflussen? Es sind nicht allein institutionelle Bedingungen auf der Makro-Ebene für den Geburtenrückgang verantwortlich, vielmehr die Bestimmungsfaktoren auf der Mikro-Ebene. Neben ökonomischen Bedingungen sind auch kulturelle und religiöse Präferenzen der Paare von Bedeutung. Die nachhaltige Familienpolitik verfolge einer Strategie der Defamilialisierung, wenn die „Wohlfahrtsproduktion" von der Familie hin zum Staat verlegt wird.[33]

[28] Bujard, Martin, Wirkungen von Familienpolitik auf die Geburtenentwicklung, in: Niephaus, Yasemin; Kreyenfeld, Michaela; Sackmann, Reinhold (Hg.), Handbuch Bevölkerungssoziologie, Wiesbaden 2016, 619–646.

[29] Fuchs, Stefan, Gesellschaft ohne Kinder. Woran die neue Familienpolitik scheitert?, Wiesbaden 2014, 23–39.

[30] Bundesministerium für Familie, Senioren, Frauen und Jugend, Familienreport 2011, Berlin 2012, 41; Politischer Bericht zu Gesamtevaluation der ehe- und familienbezogenen Leistungen, Berlin 2013, 2.

[31] Fuchs, Gesellschaft, 10.

[32] Stellungnahme der Bundesregierung zum Siebten Familienbericht, XXXV.

[33] Ostner, Ilona, Paradigmenwechsel in der (west)deutschen Familienpolitik, in: Berger, Peter; Kahlert, Heike (Hg.), Der demographische Wandel. Chancen für die Neuordnung der Geschlechterverhältnisse, Frankfurt a. Main, 165–199, hier 189–190.

6. Ehe-Familie im Schöpfungsplan: Ausblick

Der gesellschaftliche Wandel macht vor Ehe und Familie, der „Keimzelle der Gesellschaft" nicht halt.[34] „Liebe führt nicht mehr automatisch zur Ehe und die Ehe nicht mehr zwanghaft zur Elternschaft."[35] Der Familienbegriff erweitert sich über die Blutsverwandtschaft hinaus.[36] Familienpolitik kann bestimmte Anreize und Hilfen anbieten. Ein Grund für die Geburtenflaute sind die fehlenden kinderreichen Familien (drei und mehr Kinder). Mehrere gesamtgesellschaftliche Faktoren haben den kinderzentrierten Lebensstil mit einem erwachsenenzentrierten Lebensstil ersetzt. Elternschaft sollte wieder eine wichtige Option werden. Kaum einer kann richtig einschätzen, welche Auswirkungen die strukturellen Veränderungen in der traditionellen Ehe und Familie auf die Gesellschaft haben werden.

So bestehen zwischen den 1950 bis 1960 Geborenen in Bezug auf das Eheverständnis zwei gegensätzliche Haltungen. Bei der auf Tradition und Religion begründeten Ehe wird besonders die lebenslange Bindung bzw. Partnerschaft gesehen, die unbedingte moralische, soziale und rechtliche Normen kennt. Eine andere Gruppe begreift die Ehe als Fessel und ist überzeugt, ohne Trauschein glücklich zu werden. Gedanken der Emanzipation, Selbstverwirklichung und Individualisierung führen bisweilen dazu, die Vorstellung einer lebenslangen Ausrichtung der Ehe abzulehnen und stattdessen ein Leben in Teilprojekten offen zu entwerfen. Aber auch das Gegenteil ist der Fall: „Den jungen Pol dieser Generationenperspektive bilden die zwischen 1980 und 1990 Geborenen, die als Reaktion auf die sukzessive Auflösung von Bindungen und Sicherheiten die lebenslange Perspektive von Ehe für sich wiederentdecken und wertschätzen."[37] Papst Franziskus folgt in seinem 2018 veröffentlichen Apostolischen Schreiben „Amoris laetitia" einem Anliegen, dass Menschen zur Ehe und Familie nach Gottes Plan einlädt. Er stellt Ehe und

[34] Statistisches Bundesamt, Pressemitteilung Nr. 252 vom 28 Juni 2023.

[35] Sabas, Nathalie, Zerrüttete Beziehungen – Verletzte Kinderseelen. Das Erleben von Trennung und Scheidung der Eltern aus der Perspektive der Kinder, Wiesbaden 2021, 1–11.

[36] Kuhnt, Ann-Kristin; Steinbach, Anja, Diversität von Familie in Deutschland, in: Steinbach, Anja; Henning, Marina; Becker, Oliver Arránz (Hg.), Familie im Fokus der Wissenschaft, Wiesbaden 2014, 41–70, hier: 40.

[37] Bundesministerium für Familie, Senioren, Frauen und Jugend, Partnerschaft und Eheentscheidungen im Lebensverlauf. Einstellungen, Motive, Kenntnisse des rechtlichen Rahmens, Berlin 2014, 20.

Familie von der wahren Liebe und Freude dar.[38] Ein Leben in Ehe und Familie kann nur gelingen, wenn Mann und Frau das Verständnis von Liebe als das Grundmotiv der innigen Beziehung verstanden hat. „Im Familienleben muss man diese Kraft der Liebe kultivieren, die es ermöglicht, das Böse zu bekämpfen, das sie bedroht."[39] Es ist die bleibende Ehelehre der Kirche, dass die eheliche Liebe eine fruchtbare Liebe ist. Franziskus zitiert „Familiaris consortio". Deshalb „erschöpft […] sich (die eheliche Liebe) nicht in der Gemeinschaft der beiden […] Während sich die Eheleute einander schenken, schenken sie über sich selbst hinaus die Wirklichkeit des Kindes: Lebender Widerschein ihrer Liebe, bleibendes Zeichen ihrer ehelicher Gemeinschaft, lebendige und unauflösliche Einheit ihres Vater- und Mutterseins."[40]

Es bleibt zu hoffen, dass dieser Wert des familiären Lebens in Zukunft wieder Generationen enger zusammenführt und somit eine Brücke für eine nachhaltige Familienpolitik bildet.

[38] Papst Franziskus, Nachsynodales Apostolisches Schreiben „Amoris laetitia", 2018, 89–164.
[39] Ebd., 119.
[40] Ebd., 165.

„... und er ruhte am siebten Tag" (Gen 2,2)

Sabbat und Sonntag als theologisch fundierte Work-Life-Balance

Stefan Laurs

Der vieldiskutierte Ruf vieler Arbeitnehmerinnen und Arbeitnehmer nach einer ausgewogenen Balance von Berufsleben und freie, ungebundene Zeit (Work-Life-Balance) versteht sich insbesondere vor dem Phänomen einer gehetzten, beschleunigten Gesellschaft, die an Komplexität massiv zulegt und deren strukturellen Abläufe sich in geradezu inhumaner Geschwindigkeit vollziehen: „Ein US-Notenbankchef oder eine Bundeskanzlerin bewegen mit ihren Äußerungen innerhalb von Millisekunden Milliarden rund um den Globus. Politik findet in einer atemlosen Echtzeit statt, nicht mehr im früheren gemächlichen Aufregungsrhythmus politischer Wochenmagazine."[1] Der Historiker und Journalist Andreas Rinke sieht in der rasanten Beschleunigung des gesellschaftlichen Lebens letztlich eine ernstzunehmende Devaluierung des Augenblicks: „Das Tempo entwertet die Bedeutung des Moments."[2] Die Adaption an den einzelnen Moment, den es geistig anzunehmen und – je nach Situation – emotional zu verarbeiten gilt, wird durch vielfältige – insbesondere digitale – Reize nicht selten konterkariert. So fallen im Leben vieler Zeitgenossen entschleunigte und entdigitalisierte Zeiträume körperlicher und geistiger Erholung als rekreative Ressource aus – freilich ohne die gesundheitlichen Konsequenzen zu kalkulieren.

Einer repräsentativen Umfrage aus dem Jahre 2022 zufolge sind Leistungsdruck (56,3 %), Zeitdruck (43,1 %) und eine übergroße Arbeitsmenge (41,2 %) die drei meistgenannten Gründe für massive

---

[1] Rinke, Andreas, Gehetzte Gesellschaft, online verfügbar unter: https://www.deutschlandfunkkultur.de/gehetzte-gesellschaft-100.html [zuletzt abgerufen am 08.12.2023].
Zu einer soziologischen Untersuchung zur Beschleunigungsthematik vgl. Hartmut Rosa, Beschleunigung – Die Veränderung der Zeitstrukturen in der Moderne, Frankfurt a.M. 2008: „Die Erfahrung von Modernisierung ist eine Erfahrung der Beschleunigung" (51). Die „soziale Beschleunigung wird in der Moderne zu einem sich selbst antreibenden Prozess" (251).

[2] Rinke, Gesellschaft.

Erschöpfung am Arbeitsplatz.[3] Vermehrte oder dauerhafte berufliche Druck- und Stresssituationen können negative Auswirkungen auf die psychische Gesundheit zeitigen.

Jedoch sind Zeitdruck und Stress keinesfalls ausschließlich Phänomene des beruflichen Lebens. Auch die Freizeitgestaltung erfuhr in den letzten Jahrzehnten eine bemerkenswerte Transformation. Der Soziologe Gerhard Schulze wies bereits um die Jahrtausendwende in seinem vielbeachteten Aufsatz *Steigerungslogik und Erlebnisgesellschaft* auf entsprechende signifikante Verschiebungen hin: „Zwei Techniken der vermeintlichen Steigerung des Erlebnisreichtums haben unser Alltagsleben in den letzten Jahrzehnten kontinuierlich verändert: Vermehrung und Verdichtung der Gegenstände des Erlebens. Das schlichte Kalkül lautet: je mehr Erlebnismittel (Fernsehprogramme, Kleider, Urlaubssituationen, Partner usw.) wir uns aneignen (Vermehrung) und je mehr wir sie in der Zeit zusammendrängen (Verdichtung), desto reicher wird unser Innenleben: Seins-Steigerung durch Habens-Steigerung."[4]

Die Beschleunigung des sozialen Lebens in all seinen Facetten, der Leistungs- und Zeitdruck am Arbeitsplatz sowie die Vermehrung und Verdichtung zeitgenössischer Erlebnismittel im Rahmen der Freizeitgestaltung bilden das ‚Hamsterrad' einer Leistungs- und Erlebnisgesellschaft, dem sich nur schwerlich entzogen werden kann. Viele Menschen sehnen sich heute wieder neu nach zweckfreier Zeit, die Rekreation ermöglicht und Kreativität freisetzt. Der Diskurs um die 4-Tage-Woche, die Beliebtheit sogenannter Sabbaticals[5] sowie die aktuelle gesellschaftspolitische Forderung nach größerer Vereinbarkeit von Familie und Beruf können Anzeichen eines gewissen Ausbruchs aus der Funktionalität des Alltags und der damit verbundenen stetigen Verfügbarkeit sein. Der damit zum Ausdruck kommende Ruf nach Ausgleich, Ruhe und Freiheit korrespondiert aus

---

[3] Vgl. https://de.statista.com/statistik/daten/studie/1326571/umfrage/gruende-fuer-erschoepfung-am-arbeitsplatz/ [zuletzt abgerufen am 11.12.2023].

[4] Schulze, Gerhard, Steigerungslogik und Erlebnisgesellschaft, in: Massing, Peter (Hg.), Gesellschaft neu verstehen. Aktuelle Gesellschaftstheorien und Zeitdiagnosen (Uni-Studien Politik), Schalbach am Taunus ²2002, 77–94, hier: 90.

[5] „Das Sabbatical ist fraglos die ultimative eskapistische Fantasie unserer Zeit. Google Trends beispielsweise verzeichnete 2017 einen Anstieg bei der Eingabe des Suchbegriffs „Sabbatical" um 45 Prozent innerhalb eines Jahres. Einer Studie der Business-Plattform Xing zufolge spielt jeder Fünfte hierzulande mit dem Gedanken", Fokus.de, Sehnsucht Sabbatical, online verfügbar unter: https://www.focus.de/finanzen/karriere/berufsleben/auszeit-vom-job-ein-sabbatical-scheitert-meistens-an-einer-frage-nicht-am-arbeitgeber_id_9395834.html [zuletzt abgerufen am 06.01.2024].

biblisch-theologischer Perspektive mit einer jüdischen Besonderheit: dem *Sabbat* als Tag des Herrn.

Die folgenden Zeilen möchten (1) der jüdischen Sabbatkultur nachspüren sowie (2) Genese und Sinn des christlichen Sonntags in den Blick nehmen, um (3) ihren Beitrag zu einer gelingenden, religiös-fundierten *Work-Life-Balance* herauszustellen.

1. Der Sabbat

Das jüdische Sabbatgebot ist Teil des Dekalogs (vgl. Ex 20,8–12; Dtn 5,12–15) und als solches Zentrum jüdischer Lebensweise und Spiritualität. Der Sabbat – hebr. שַׁבָּת („Ruhe", „Abschluss") – begegnet uns bereits in der Genesis, genauerhin am Ende des ersten Schöpfungsberichts, der das im Dekalog verortete Sabbatgebot schöpfungstheologisch fundiert:[6] „Am siebten Tag vollendete Gott das Werk, das er gemacht hatte, und er ruhte am siebten Tag, nachdem er sein ganzes Werk gemacht hatte. Und Gott segnete den siebten Tag und heiligte ihn; denn an ihm ruhte Gott, nachdem er das ganze Werk erschaffen hatte." (Gen 2,1–3)

1.1 Das Sabbatgebot in seiner humanitär-sozialen und religiösen Intention

Ob die Genesis einen bereits bestehenden, vielleicht agrarkulturellen Feiertag aufgreift und der Sabbat somit fremden Ursprungs wäre, ist zwar denkbar, aber letztlich nicht nachzuweisen. Entsprechend ist die religiöse Kultur des Sabbats als „spezifisch israelitisch"[7] zu betrachten. Als Begründung des Sabbatgebots verweist das Alte Testament (1) auf ein *humanitär-soziales Motiv*[8] hin, da Mensch wie Tier nach einer Woche mühsamer Arbeitslast eines Erholungstages bedürfen. „Die Uridee des Sabbat ist damit eigentlich die Vorwegnahme der Freiheit und der Gleichheit aller"[9] und somit eine eschatologische

[6] Vgl. hierzu auch Ratzinger, Joseph, Im Anfang schuf Gott. Vier Predigten über Schöpfung und Fall von Joseph Kardinal Ratzinger, München 1986, 26 f.

[7] Vgl. Nötscher, Friedrich, Art. Sabbat, in: LThK² 9, Sp. 188 ff., hier: 188; vgl. Rordorf, Willy, Sabbat und Sonntag in der Alten Kirche, Zürich 1972, X.

[8] Ebd.

[9] Ratzinger, Joseph/Benedikt XVI., Gott und die Welt. Ein Gespräch mit Peter Seewald, München 2005, 184.

Antizipation. Das hier bereits zum Ausdruck kommende (2) spezifisch *religiöse Motiv*[10] der jüdischen Sabbatkultur lässt sich – wie bereits angemerkt – auf den ersten Seiten der Heiligen Schrift nachweisen. Da Gott den siebten Schöpfungstag zum Ruhetag erklärt und ihn heiligt, ist der Sabbat ein Gott-geweihter, sich vom Alltag wesentlich unterscheidender Feiertag. Der Sabbat gehört „zur Grundlage der göttl. Heilsordnung, durch Arbeit würde er entweiht. Er ist das Zeichen des dauernden Bundes" zwischen Gott und Volk (Ex 31,12–17; Ez 20,12).[11] Für die Entweihung dieses heiligen Tages sehen alttestamentliche Aussagen massive persönliche wie allgemeine Konsequenzen vor:[12] „Wenn ihr aber nicht auf mich hört, den Tag des Sabbats zu heiligen, keine Last zu tragen und am Tag des Sabbats durch die Tore Jerusalems zu kommen, dann lege ich Feuer an seine Tore, das Jerusalems Paläste verzehrt und nicht erlischt." (Jer 19,27)

Der Inhalt dieser prophetischen Mahnung erfüllt sich in der großen Katastrophe des Exils.[13] Das Zweiten Buch der Chronik bestätigt: „Das Land bekam seine Sabbate ersetzt, es lag brach während der ganzen Zeit der Verwüstung, bis siebzig Jahre voll waren." (2 Chr 36,21) Das Volk verweigert die wohltuende Heiligung des Sabbats und verfing sich – wie Joseph Ratzinger kommentiert – in die „Knechtschaft des Machens"[14]. Gott befreite das Volk zur eigenen Freiheit und gab ihm mit dem Exil die *Sabbatkultur* und damit entscheidende *Sinn-* und *Zielorientierung* zurück.[15]

Werfen wir nochmals einen vertiefenden Blick auf das Ende der ersten Schöpfungserzählung. In anthropomorpher Sprache beschreibt Gen 2,2 Gott als Vollender seiner Schöpfung. Jedoch heißt es im gleichen Vers: „und er ruhte am siebten Tag, nachdem er sein ganzes Werk gemacht hatte." Der Rabbiner und Religionsphilosoph Abraham Joshua Heschel (1907–1972) spürt diesbezüglich einer scheinbaren Widersprüchlichkeit nach:[16] Sollte die Schöpfungstätig-

---

[10] Nötscher, Art. Sabbat, 188.

[11] Ebd., 189.

[12] Vgl. ebd. Als Belegstellen für allgemeine Konsequenzen führt Nötscher Jer 17,19–27 und Neh 13,17 f. an. Persönliche Konsequenzen dokumentieren insbesondere Ex 31,14 f.; Ex 35,2 und Num 15,32–36.

[13] Zum Folgenden vgl. Ratzinger, Anfang, 31.

[14] Ebd.

[15] Hierzu betont Rordorf, Willy, Sabbat und Sonntag, X, dass seit „dem babylonischen Exil ... die Bedeutung des Sabbats für das sich bildende Judentum noch zu[nahm]." An die Stelle des Tempelkultes trat der Synagogengottesdienst des Sabbats.

[16] Zum Folgenden vgl. Heschel, Abraham J., Der Sabbat. Seine Bedeutung für den heutigen Menschen (Information Judentum 10), Neukirchen-Vluyn 1990, 21.

keit Gottes nicht am sechsten Tage enden? „Offenbar, so schlossen die Rabbinen alter Zeit, gab es am siebten Tag einen Schöpfungsakt.“[17] Doch: Was fehlte der Schöpfung noch zur Vollendung? Die Antwort der Alten lautet *menucha* – Ruhe. „So wie Himmel und Erde in sechs Tagen geschaffen wurden, so wurde die *menucha* (Ruhe) am Sabbat geschaffen.“ Diese Auslegung impliziert die Ansicht, die *menucha* sei „kein negativer Begriff, sondern etwas Reales und durch und durch Positives“, denn für „den Menschen der Bibel bedeutete *menucha* dasselbe wie Glück und Stille, Frieden und Harmonie.“[18] Hierzu bedurfte es – so die alte rabbinische Auslegungstradition – eines eigenen Schöpfungsaktes am siebten Tag.

1.2 Die Sabbat-Struktur der Schöpfung

Joseph Ratzinger merkt an, dass der dem ersten Schöpfungsbericht zugrundliegende formale Aufbau, d.h. die Siebenzahl der Schöpfungstage, mit der „Zahl einer Mondphase“ korrespondiert. So „wird uns durch diesen Bericht hindurch gesagt, daß der Rhythmus unseres brüderlichen Gestirns uns auch den Rhythmus des menschlichen Lebens zeigt. Es wird vernehmlich, daß wir Menschen nicht verschränkt sind in unser kleines Ich hinein, sondern daß wir im Rhythmus des Alls stehen; daß wir gleichsam vom Himmel herunter auch den Rhythmus, die Bewegung unseres eigenen Lebens lernen und so recht werden können im Hineinschwingen in die Vernunft des Alls. In der Bibel ist dieser Gedanke noch eine Stufe weitergeführt. Sie läßt uns wissen, daß der Rhythmus der Gestirne tieferhin Ausdruck ist für den Rhythmus des Herzens, für den Rhythmus der Liebe Gottes, der sich darin anzeigt.“[19] Entsprechend gewährt der gottgegebene Wechsel von Tag und Nacht, Arbeit und Ruhe, Aktivität und Kontemplation dem Menschen eine grundlegende Orientierung, die ihn – wenn er sich in Glaube und Vertrauen darin einzufügen weiß – zusehends in ein Leben im Einklang mit der Schöpfung und – nicht zuletzt – mit dem Schöpfer aller Dinge führt.

Das Schöpfungswerk Gottes schließt – wie wir sahen – nach alter rabbinischer Tradition mit einem finalen Schöpfungsakt, der die *menucha,* die Ruhe des Sabbats hervorbringt. Damit wird Entscheiden-

[17] Ebd.
[18] Ebd.
[19] Ratzinger, Anfang, 27.

des über die Zielperspektive der Schöpfung ausgesagt: „Die Schöpfung geht auf den Sabbat zu, der das Zeichen des Bundes zwischen Gott und den Menschen ist“. Der Sabbat offenbart so den Sinngehalt der Schöpfung, die ist, „damit ein Raum der Anbetung sei. Sie erfüllt sich, wird recht, wenn sie immer neu auf Anbetung hin gelebt wird.“ So sind Schöpfung und Kult untrennbar miteinander verwoben.[20]

Dies ist kein ausschließlich jüdisch-christlicher Gedanke. Die Schöpfungsmythen der großen antiken Kulturen sind allesamt auf den Kult ausgerichtet. Ratzinger spricht diesbezüglich von einem „gemeinsamen Urwissen“, das sich in der „Einheit der Kulturen in den tiefsten Fragen des Menschseins“ ausdrückt.[21] Dieses interkulturell-verbindende Urwissen wird in der modernen Gesellschaft des 21. Jahrhunderts – mit Verweis auf Wissenschaftlichkeit – nicht selten ins Mythologisch-Irrationale verwiesen, womit man sich freilich der Weisung, welche die antiken Schöpfungserzählungen und insbesondere die Schöpfungsberichte biblischer Tradition zu geben vermögen, grundlegend verschließt.[22]

Mit dem bisher Ausgeführten wird deutlich, dass die Sabbatthematik in ihrer Grundintention die philosophisch-anthropologische Frage nach dem Wesen des Menschen berührt: Was ist der Mensch und wozu ist er gemacht? Worin besteht der Sinn des Lebens und seine ethischen Konsequenzen? Das biblische Sabbatgebot hält darauf die wegweisende Antwort bereit, dass der Mensch nicht in der Funktionalität des Alltags aufzugehen vermag. Wenn er auch in der alltäglichen Mühsal und teils auch im Schweiße seines Angesichtes seinen Lebensunterhalt verdienen muss (vgl. Gen 3,19), so ist der Mensch doch dazu geschaffen, seinen Blick beizeiten aus der horizontalen Ebene des Alltäglichen hinauf ins Vertikale, ins Himmlische zu erheben und eine Ewigkeitsperspektive einzunehmen: Sucht, was

---

[20] Vgl. ebd., 28: Die „eigentliche Mitte, die von innen bewegende und ordnende Kraft im Rhythmus der Sterne und unseres Lebens ist die Anbetung“. Nur dann „wogt der Rhythmus unseres Lebens recht, wenn er von … [der Anbetung] her durchprägt wird“. Vor diesem Hintergrund erinnert Ratzinger an das „Operi Dei nihil praeponatur“ („Nichts soll dem Dienst Gottes vorgezogen werden“) aus der Ordensregel des Hl. Benedikts von Nursia (480–547). Dieses vielzitierte spirituelle Bonmot ist kein „Ausdruck einer exaltierten Frömmigkeit“ – es ist vielmehr „reine, nüchterne Übersetzung des Schöpfungsberichtes“.

[21] Ebd.

[22] Vgl. ebd., 28 f.: „Unsere Gefahr in den technischen Zivilisationen besteht heute darin, daß wir uns von diesem Urwissen abgeschnitten haben; daß uns die Besserwisserei mißverstandener Wissenschaftlichkeit hindert, die Weisung der Schöpfung zu hören.“

droben ist (vgl. Kol 3,1). Entsprechend stellt die grundlegende Intention jüdischer Sabbatspiritualität einen Aufruf zur Zweckfreiheit dar, die dem Sein entscheidenden Vorrang vor dem leistungsorientierten Machen und dem besitzbeanspruchenden Haben einzuräumen vermag. Der Sabbat wird so zum Geschenk an den Menschen, der freilich nicht selbst eines für den Sabbat ist (vgl. Mk 2,27).

2. Der Sonntag

Für die junge Christenheit stellte die Auferstehung Christi am ersten Wochentag die entscheidende Zäsur dar. Es war naheliegend, an diesem Tag – nach römischer Titulierung: am Sonntag – das Herrenmahl, d.h. Eucharistie zu feiern.[23] Wohlgemerkt gewährte der Staat der Urchristenheit an diesem Tage noch keine besonderen Privilegien. Der Sonntag war weder arbeitsfrei noch lag ihm – analog zum jüdischen Sabbat – ein ganztägliches Gebot der Ruhe zugrunde. Allerdings lässt sich von einer gewissen ‚partiellen Sonntagsruhe' sprechen, da Christen zur Feier der Eucharistie gegebenenfalls ihre Arbeit unterbrachen.[24]

[23] Diese These entspricht der Standardtheorie zur Grundlegung der frühchristlichen Sonntagsfeier. Zum historischen Ursprung und zur historisch-theologischen Genese des christlichen Sonntags vgl. u.a. Lehmann, Karl, Der Sonntag als gemeinsames Erbe und ökumenische Verpflichtung. Historisch-systematische und praktisch-pastorale Streiflichter, in: Walter, Peter; Krämer, Klaus; Augustin, George (Hg.), Kirche in ökumenischer Perspektive (FS Kardinal Walter Kasper), Freiburg i. Br. 2003, 441–451; Rordorf, Willy, Art. Sonntag, II. Historisch-theologisch, in: LThK[3] 9, 727f., hier: 727; ders., Sabbat und Sonntag in der Alten Kirche, Zürich 1972.
Zur Geschichte des Sonntags und seiner theologischen Ausdeutung vgl. neben den einschlägigen Lexika-Artikel auch Johannes Paul II., Apostolisches Schreiben Dies Domini (1998) sowie die gemeinsamen Erklärungen von DBK und EKD: Der Sonntag – ein Tag der Freiheit! Gemeinsames Wort der christlichen Kirchen in Deutschland, online verfügbar unter: https://www.dbk.de/presse/aktuelles/meldung/der-sonntag-ein-tag-der-freiheit [zuletzt abgerufen am 06.01.2024]; Menschen brauchen den Sonntag. Gemeinsame Erklärung des Rates der Evangelischen Kirche in Deutschland und der Deutschen Bischofskonferenz, online verfügbar unter: https://www.dbk.de/presse/aktuelles/meldung/menschen-brauchen-den-sonntag/ [zuletzt abgerufen am 06.01.2024].

[24] Vgl. Koep, L., Art. Sonntag, in: LThK[2] 9, 878–881, hier: 879f. Koep verweist als Referenz auf zwei Schriften Tertullians: orat. 23; coron. 3.

2.1 Vom Sabbat zum Sonntag

Vor dem Hintergrund der sich langsam entwickelnden christlichen Sonntagskultur stellt sich zu forderst die Frage nach dem Umgang mit dem jüdischen Sabbatgebot. Verwarf man den Sabbat und übertrug man den Wesenskern auf den Sonntag? Oder hielt man an der Sabbatobservanz fest und feierte zudem die sonntägliche Eucharistie? Eine angemessene Antwort darauf bedingt eine dreifache Differenzierung.[25]

(1) Für judenchristliche Gemeinden gilt es als gesichert, dass die Gemeindemitglieder dem Sabbatgebot folgeleisteten.[26] Eusebius von Cäsarea († um 339) schreibt über die Sabbatobservanz der Ebioniten: „Den Sabbat und die sonstige jüdische Lebensweise beobachteten sie gleich jenen, die Herrentage dagegen feierten sie ganz ähnlich wie wir zur Erinnerung an die Auferstehung des Erlösers."[27] (2) Im Bereich heidenchristlicher Gemeinden wurde die wörtliche Beachtung des Sabbatgebots verworfen: „Darum soll euch niemand verurteilen wegen Speise und Trank oder wegen eines Festes, ob Neumond oder Sabbat. Das alles ist nur ein Schatten von dem, was kommen wird, die Wirklichkeit aber ist Christus." (Kol 2,16 f.).[28] (3) Tatsächlich gab es im 4. Jahrhundert in den Kirchen des Orients Versuche, die Feier des Sabbats „in gemilderter, ungesetzlich-vergeistigter Form wieder einzuführen", jedoch gelang es nicht, Missstände zu verhindern, so dass „die christliche Sabbatfeier in der Folge wieder verschwand."[29]

2.2 Der Sonntag in apostolischer und nachapostolischer Zeit

Im Neuen Testament – genauer: in der Apostelgeschichte – findet sich ein recht früher Bericht über eine Eucharistiefeier am ersten Wochentag: „Als wir am ersten Tag der Woche versammelt waren, um das Brot zu brechen, redete Paulus zu ihnen, denn er wollte am folgenden Tag abreisen; und er dehnte seine Rede bis Mitternacht aus." (Apg 20,7). Die Schriftstelle lässt leider nicht ersichtlich werden, ob es

[25] Zu Folgendem vgl. Rordorf, Sabbat und Sonntag, XIV.

[26] Ebd., XI; 23 Anm. 3.

[27] Eus. h. e. III, 27, 5, zit. n. Rordorf, Sabbat und Sonntag, 23. „Die Bezeichnung ‚Ebioniten' wird seit Irenäus von den christlichen Häresiologen global auf alle Christen aus der Beschneidung angewandt" (ebd., 23 Anm. 3).

[28] Vgl. Rordorf, Sabbat und Sonntag, XI.XIV.

[29] Ebd., XIV.

sich um den Abend oder den Vorabend des Sonntags handelt; auch der Vorabend ist nach jüdischer Zählung bereits dem Sonntag zuzurechnen.[30] Plinius der Jüngere († um 113) erwähnt in einem Brief an den römischen Kaiser Trajan sogar zwei verschiedene sonntägliche Versammlungen früher Christen.[31] Später wird Justin der Märtyrer († 165) schreiben: „An dem Tage, den man Sonntag nennt, findet eine Versammlung aller statt, die in Städten oder auf dem Lande wohnen".[32]

Obwohl heute verschiedene, teils sehr heterogene Theorien zur Bestimmung des Sonntag zur urchristlichen Versammlung vorliegen,[33] liegt es nahe, dass diese auf das Osterereignis der Auferstehung Jesu Christi *und* den damit verbundenen „wöchentlichen Zusammenkünften der Jünger mit dem auferstandenen Herrn" – beide am ersten Tag der Woche – zurückgehen.[34] Der Sonntag ist folglich der christliche ‚Ur-Feiertag'.[35] Wurde der jüdische Sabbat insbesondere vom ersten Schöpfungsbericht her gedeutet, begriff man den christlichen Sonntag mehr eschatologisch als *‚achten Tag'*, auf den eine gewisse Fastenpraxis angemessen vorbereitete und an dem in Anlehnung an die Auferstehung Jesu Christi alle Gebete grundsätzlich stehend verrichtet wurden.[36] Justin fügt beide Deutungen zusammen, wenn der frühchristliche Märtyrer ausführt, dass sich die christliche Zusammenkunft an einem Sonntag zu vollziehen habe, da „er der erste Tag ist, an welchem Gott durch Umwandlung der Finsternis und des Urstoffes die Welt schuf und weil Jesus Christus, unser Erlöser, an diesem Tage von den Toten auferstanden ist. Denn am Tage vor dem Saturnustage kreuzigte man ihn und am Tage nach dem Saturnustage, d. h. am Sonntage, erschien er seinen Aposteln und Jüngern und lehrte sie das, was wir zur Erwägung auch euch vorgelegt haben."[37]

[30] Vgl. Haag, Ernst, Art. Sonntag. I. Biblisch-theologisch, in: LThK[3] 9, 726 f., hier: 726. Rordorf, Sabbat und Sonntag, XVII entscheidet sich nach gründlicher Analyse der hierzu vorliegenden Theorien sowie des vorhandenen Quellenmaterials für eine Datierung auf den Sonntagabend.

[31] Vgl. Plin. ep. 10,96. Hierzu vgl. auch Koep, Art. Sonntag, 879; Rordorf, Sabbat und Sonntag, 137.

[32] Iust. 1 apol. 67.

[33] Rordorf, Art. Sonntag, 727; ders., Sabbat und Sonntag, XV–XVIII.

[34] So die These von Lehmann, Sonntag, 442.

[35] Vgl. SC 106.

[36] Vgl. Koep, L., Art. Sonntag. 2. Der Sonntag in neutestamentlich-apostolischer Zeit, in: LThK[2] 9, 878–881, hier: 879. Rordorf, Sabbat und Sonntag, X zeigt zudem auf, dass die nachexilischen Sabbatinterpretation endzeitlich-apokalyptisch geprägt war.

[37] Just. Mart. apol. I, 67.

Am 3. März 321 wurde der Sonntag im Zuge der Konstantinischen Wende schließlich auch staatlicherseits aufgewertet.[38] Kaiser Konstantin führte den Sonntag als arbeitsfreien Ruhetag ein, an dem als Ausnahmen ausschließlich Feldarbeit und gerichtliche Sklavenfreilassungen erlaubt waren. Alle sonstigen Gerichtsverhandlungen wurden strikt untersagt und für Soldaten wurde der Besuch eines Sonntagsgottesdienstes verpflichtend. Mit der Zeit verbot der Staat zudem gewisse sonntägliche Freizeitangebote wie „Zirkusspiele, Theateraufführungen und Pferderennen"[39].

Obwohl sich der Sonntag inhaltlich nicht aus der jüdischen Sabbatkultur speist, nähern sich nun Sabbat und Sonntag zunehmend aneinander an.[40] Freilich blieb – trotz der Verpflichtung zur sonntäglichen Ruhe – die Mitfeier des Gottesdienstes primäres Kennzeichen sowie sinnstiftende Mitte des christlichen Sonntags.[41] „So entwickelt sich vom frühen Mittelalter an das Sonntagsgebot als doppelte Aufforderung der Arbeitsruhe und der Messfeier".[42]

Im katholischen Kontext wird neben dem Sonntagsgebot auch von der Sonntagspflicht gesprochen. Gemeint ist die Verpflichtung für Katholiken, am „Sonntag und an den anderen gebotenen Feiertagen an der Meßfeier" teilzunehmen. Darüber hinaus haben sich die Gläubigen „jener Werke und Tätigkeiten zu enthalten, die den Gottesdienst, die dem Sonntag eigene Freude oder die Geist und Körper geschuldete Erholung hindern"[43]. Wenn die erste Aussage des *Codex Iuris Canonici* die zentrale Bedeutung der sonntäglichen Eucharistiefeier herausstellt, fokussiert die letztere insbesondere das Gebot der Sonntagsruhe. Ausdrücklich werden hierzu die Aspekte Freude und Erholung betont, so dass der *Katechismus der Katholischen Kirche*

---

[38] Zum Folgenden vgl. Koep, Art. Sonntag, 880.
[39] Lehmann, Sonntag, 443.
[40] Vgl. Nötscher, Art. Sabbat, 190; Lehmann, Sonntag, 443.
[41] Vgl. ebd.; Koep, Art. Sonntag, 880.
[42] Lehmann, Sonntag, 444.
[43] CIC/1983 can. 1247. In can. 1248 §1 f. heißt es weiter: „Dem Gebot zur Teilnahme an der Meßfeier genügt, wer an einer Messe teilnimmt, wo immer sie in katholischem Ritus am Feiertag selbst oder am Vorabend gefeiert wird. Wenn wegen Fehlens eines geistlichen Amtsträgers oder aus einem anderen schwerwiegenden Grund die Teilnahme an einer Eucharistiefeier unmöglich ist, wird sehr empfohlen, daß die Gläubigen an einem Wortgottesdienst teilnehmen, wenn ein solcher in der Pfarrkirche oder an einem anderen heiligen Ort gemäß den Vorschriften des Diözesanbischofs gefeiert wird, oder daß sie sich eine entsprechende Zeit lang dem persönlichen Gebet oder dem Gebet in der Familie oder gegebenenfalls in Familienkreisen widmen."

schlussfolgern kann, dass der christliche Sonntag dazu beiträgt, dass „alle über genügend Zeit der Ruhe und der Muße verfügen, um ihr familiäres, kulturelles, gesellschaftliches und religiöses Leben zu pflegen“[44].

Freilich gibt es notwendige soziale Dienste, die auch an einem Sonntag erbracht werden müssen. Zudem sind Christen zu Werken der Barmherzigkeit aufgefordert: „Die Liebe zur Wahrheit drängt zu heiliger Muße; die Dringlichkeit der Liebe nimmt willig Arbeit auf sich“ (Augustinus).[45] So besteht der christliche Sonntag nicht einfachhin in einem freien Tag, der – in Anbetracht der hinter sich und noch vor sich liegenden Arbeitslast – in untätigem Müßiggang gleichsam ‚dahinplätschert‘. Der Sonntag ist traditionell vielmehr „ein Tag der Besinnung, der Stille, der Bildung und des Betrachtens, die das Wachstum des christlichen inneren Lebens fördern“[46].

3. Ein Tag der Muße

Das Sonntagsgebot möchte den Gläubigen keine neue Last auf- oder neue Fesseln anlegen. Vielmehr wurde der Sabbat „für den Menschen gemacht, nicht der Mensch für den Sabbat“ (Mk 2,27). Entsprechend stellt die christliche Sonntagskultur ein *zweifaches gesellschaftspolitisches Korrektiv* dar:

(1) Zunächst ist die Eucharistiefeier als Zentrum des Sonntages sowie „Quelle und Höhepunkt des ganzen christlichen Lebens“[47] ein erster richtungsweisender Fingerzeig. Der christliche Gottesdienst, in dessen Rahmen nichts zu leisten ist, ruft dem Menschen zu: Du bist mehr, als deine Schaffenskraft oder dein Besitz; deine Würde kommt allein von Gott (vgl. Gen 1,26 f.).

(2) Der Sonntagsruhe gemäß ist der Mensch aufgerufen, zumindest an diesem Tag aus seinem in vielfacherweise funktionalisierten Alltagsleben auszusteigen und sich gleichsam *vertikal* auszurichten. Der Sonntag steht für eine Öffnung des Menschen auf Transzendenz hin. Zeiten des Gottesdienstes und der Muße gewähren neuen Freiraum, ohne den der Mensch sich Grundlegendem beraubt. Das Humanum geht nicht einfachhin in einem reduktionistischen und

[44] KKK 2184.
[45] Aug. civ. 19,19; vgl. auch KKK 2185.
[46] KKK 2185.
[47] LG 11.

funktionalistischen Szientismus auf, denn der Mensch übersteigt sich selbst um ein Unendliches (Blaise Pascal).

Vor dem Hintergrund der jüdischen Sabbattradition stellt die christliche Sonntagskultur eine Wegweisung dar, die in ihrem antizipatorischen Wesen eine grundlegende Befreiung des Menschen vom Verpflichtungscharakter gewöhnlicher Werktage darstellt. Die hier zum Ausdruck kommende Freiheit von der Knechtschaft des Machens und Tuns ist durch ihre schöpfungstheologische Grundlegung eine essentielle Komponente des jüdisch-christlichen Menschenbildes und eine gesunde Ausgewogenheit von Arbeit und Freizeit (Work-Life-Balance) ist unzweifelhaft Gegenstand biblischer Weisung.

Jedoch verstehen sich Sabbat und Sonntag nicht einfachhin als Tage der Erholung, sondern gerade in ihrem religiösen Sinn als *Tage der Muße.* Nach Josef Pieper bezeichnet die Muße allen voran *Unangespanntheit, Mühelosigkeit* und *Funktionsüberlegenheit* und das Mußewirken realisiert sich insbesondere in Festlichkeit und Feier (nicht zuletzt des Gottesdienstes), die alle drei Komponenten in sich vereinen: „Habet Muße und erkennt, dass ich Gott bin!" (Ps 46,11)[48]

[48] Pieper, Josef, Muße und Kult, München 1949, 77. Pieper weiß die Muße vom Kult her zu bestimmen: „Es gibt kein Fest ‚ohne Götter' – mag es der Karneval sein oder die Hochzeitsfeier. Es gibt kein Fest, das nicht aus dem Kult lebte, und das nicht durch seinen Festcharakter besäße, daß es aus dem Kult lebt." Die Muße empfängt „ihre letzte Ermöglichung und Rechtfertigung … aus der Einwurzelung in der kultischen Feier." Ebd., 77 f.

Autorenverzeichnis

Birnstengel, Cathrin, Strategische Personal- und Organisationsentwicklung, Leitung Team Arbeitgeberattraktivität bei der Malteser Deutschland gGmbH, Zentrale Köln.

Brandstetter, Clemens, Organisations-Architekt, Change Maker und Netzwerkgestalter, Geschäftsführender Gesellschafter der mace GmbH, Bonn.

Härri, Nicole, Strategische Personal- und Organisationsentwicklung, Senior Referentin Team Arbeitgeberattraktivität bei der Malteser Deutschland gGmbH, Zentrale Köln.

Heereman, Franziskus von, Dr. phil., Professor am Stiftungslehrstuhl Philosophie sozial-caritativen Handelns an der Vinzenz Pallotti University Vallendar.

Jung, Janik, Dr. theol., stellvertretender Hausoberer im Krankenhaus der Barmherzigen Brüder Trier.

Laurs, Stefan, Dr. theol., Juniorprofessor für Dogmatik und Fundamentaltheologie an der Vinzenz Pallotti University Vallendar.

Lengerke, Georg von, Aufbau und geistliche Leitung Kommende Junge Maltester München.

Mirbach-Harff, Clemens Graf v., Generalsekretär Malteser International, Vizepräsident der deutschen Assoziation des Malteserordens.

Proft, Ingo, Dr. theol., Professor für Theologische Ethik, Gesellschaft und Sozialwesen an der Vinzenz Pallotti University Vallendar und für Christliche Sozialwissenschaften an der Theologischen Fakultät Trier, Direktor des Ethik-Instituts Vallendar-Trier.

Reermann, Ulf, Personalvorstand Malteser Deutschland, Geschäftsführung Malteser Deutschland gGmbH, Zentrale Köln.

Schneiders, Alexandra, Bereich Unternehmenskommunikation der Franziskanerbrüder vom Heiligen Kreuz e.V.

Schwarz, Kristiana, wissenschaftliche Mitarbeiterin am Lehrstuhl für Christliche Sozialwissenschaften an der Theologischen Fakultät Trier und im Ethik-Institut Vallendar-Trier.

Vaz, Savio, Dr. theol., Professor für Moraltheologie an der Vinzenz Pallotti University Vallendar.

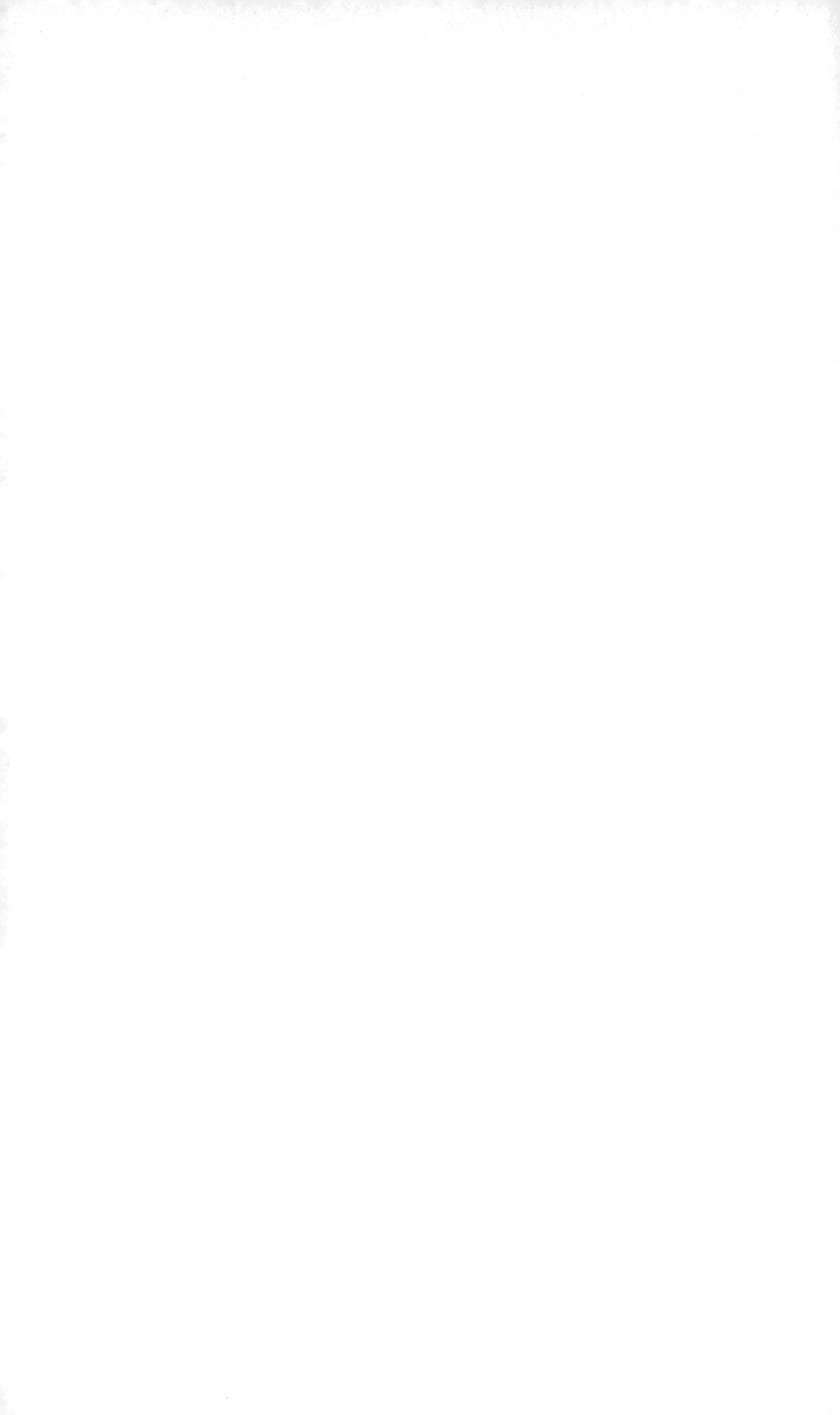